Cardiologie

Clinique et soins infirmiers

ÉTUDIANTS IFSI

POCKET

Cardiologie

Clinique et soins infirmiers

EDITIONS LAMARRE

Sous la direction de
Jacques Massol et Jeannine Druot

Auteurs ayant collaboré à cet ouvrage :
Olivier Becqué, médecin
Claude Janson, cadre infirmier

Retrouvez nos ouvrages sur
www.espaceinfirmier.com

Lamarre, une marque
Wolters Kluwer France

ISBN 978-2-7573-0133-3

1, rue Eugène-et-Armand-Peugeot
92856 Rueil-Malmaison cedex

TABLE DES MATIÈRES

Anatomie du système cardiovasculaire

1

ANATOMIE DU CŒUR

Le cœur (FIG. 1, 2, 3 ET 4) est un muscle creux, situé dans la cage thoracique au-dessus du diaphragme, entre les deux poumons.

Le myocarde, ou muscle cardiaque, délimite quatre cavités : deux oreillettes et deux ventricules. L'oreillette droite est en communication avec le ventricule droit, l'oreillette gauche avec le ventricule gauche. Les deux oreillettes sont séparées l'une de l'autre par le septum interauriculaire et les deux ventricules par le septum interventriculaire. Ainsi sont constituées deux unités indépendantes l'une de l'autre, formées d'une oreillette et d'un ventricule : le cœur droit et le cœur gauche.

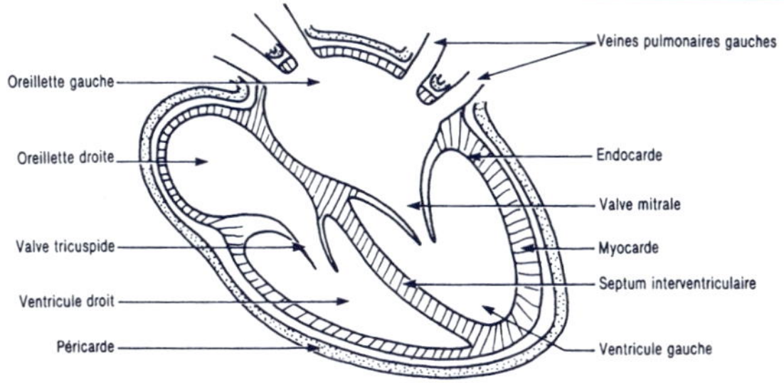

FIG. 1 Coupe transversale du cœur

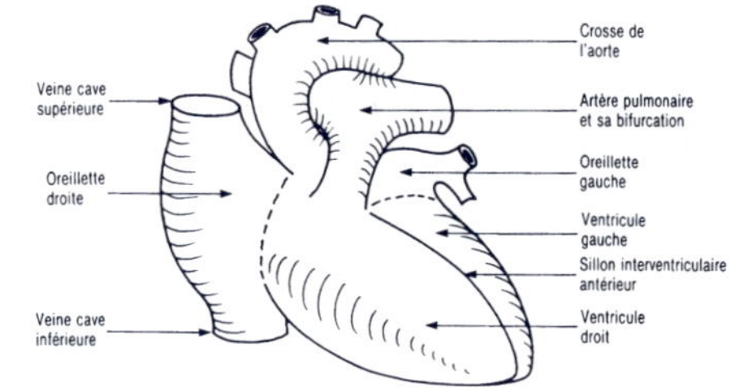

FIG. 2 **Cœur, vue de face**

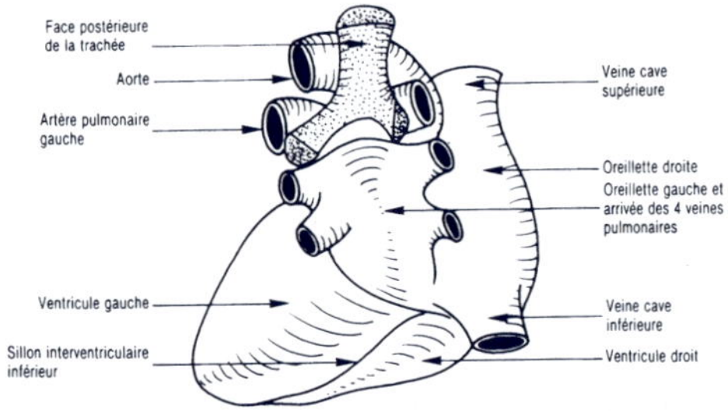

FIG. 3 **Cœur, vue postérieure**

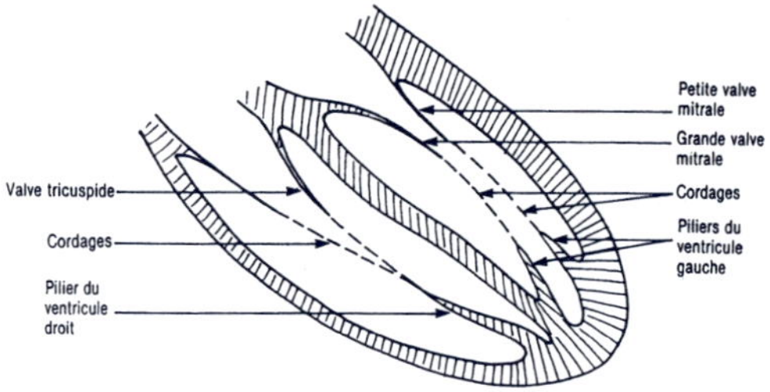

FIG. 4 **Coupe transversale des ventricules**

Le myocarde est enveloppé dans un sac séreux inextensible composé de deux feuillets, le péricarde.

L'intérieur des cavités cardiaques est tapissé d'un fin tapis cellulaire, l'endocarde.

Cœur droit

L'oreillette droite est un cylindre vertical, recevant la veine cave supérieure à son pôle supérieur et la veine cave inférieure à son pôle inférieur. Elle communique avec le ventricule droit par la valve tricuspide.

La valve tricuspide, ou valve auriculo-ventriculaire droite, est formée de trois valvules très fines qui s'ouvrent dans la cavité ventriculaire droite. Leur bord libre est fixé par des cordages tendineux qui s'amarrent par des piliers à la cavité ventriculaire. Ainsi faite, elle constitue une valve antiretour, le sang ne pouvant passer que de l'oreillette vers le ventricule.

Le ventricule droit a grossièrement la forme d'un tétraèdre dont la base est occupée par l'orifice tricuspide et le sommet par l'orifice pulmonaire. Au niveau du ventricule droit, le myocarde est peu épais.

L'orifice pulmonaire sépare le ventricule droit du tronc de l'artère pulmonaire. Il est constitué de trois fines valvules sigmoïdes. La disposition de ces valvules permet le passage du sang du ventricule droit vers le tronc de l'artère pulmonaire, mais non dans le sens inverse.

Cœur gauche

L'oreillette gauche est un cylindre horizontal recevant les veines pulmonaires droites à son extrémité droite et les veines pulmonaires gauches à son extrémité gauche. Elle est séparée de l'oreille droite par le septum interauriculaire et communique avec le ventricule gauche par l'orifice mitral.

La valve mitrale ou auriculo-ventriculaire gauche est formée de deux valvules : une grande et une petite qui, lorsqu'elles s'accolent, ferment l'orifice mitral. Sur leur bord libre sont fixés des cordages tendineux qui s'amarrent aux piliers de la cavité ventriculaire. Ainsi faite, la valve mitrale constitue une valve antiretour, le sang ne peut passer que de l'oreillette vers le ventricule gauche.

Le ventricule gauche a une forme grossièrement triangulaire dont la base est occupée par l'orifice mitral et l'orifice aortique situé au-dessus et en avant de la valve mitrale. La cavité ventriculaire est occupée par deux piliers sur lesquels s'insèrent les cordages tendineux qui amarrent l'extrémité des deux valvules mitrales. Au niveau du ventricule gauche, le myocarde est épais.

L'orifice aortique sépare le ventricule gauche de l'aorte. Il est situé au-dessus, à droite et en avant de l'orifice mitral. Il est constitué de trois valvules sigmoïdes dont la disposition permet le passage du sang du ventricule vers l'aorte.

Vascularisation

Ce sont les artères coronaires qui assurent la vascularisation du myocarde (FIG. 5). Au nombre de deux, une droite et une gauche, elles naissent de l'aorte, juste au-dessus des valves aortiques.

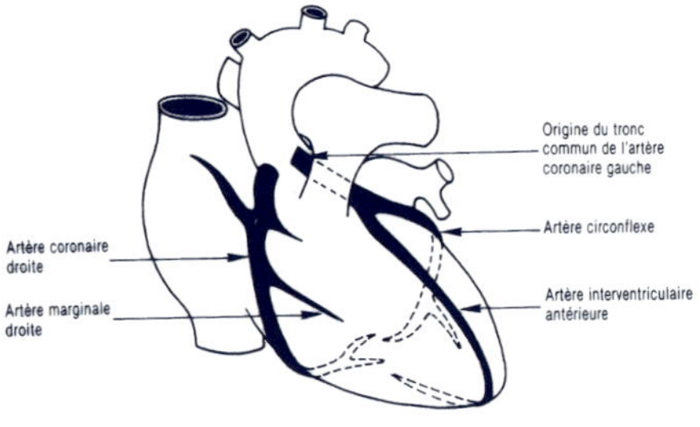

FIG. 5 **Artères coronaires**

Artère coronaire gauche

Elle se divise rapidement en deux branches :
- l'artère interventriculaire antérieure, qui descend sur la face antérieure du cœur, dans le sillon interventriculaire ; de cette artère naissent de nombreuses branches qui vont vasculariser le myocarde ventriculaire gauche et le septum interventriculaire ;
- l'artère circonflexe, qui descend dans le sillon auriculo-ventriculaire gauche et donne des branches pour l'oreillette gauche et pour la face latérale et inférieure du ventricule gauche.

Artère coronaire droite

Celle-ci chemine dans le sillon auriculo-ventriculaire puis à la face inférieure du cœur, où l'une de ses branches chemine dans le sillon interventriculaire postérieur. La coronaire droite assure la vascularisation de l'oreillette droite, du ventricule droit et d'une partie plus ou moins importante de la face inférieure du ventricule gauche.

Tissu et voies de conduction intracardiaque

Le cœur est muni de cellules spécialisées dans la production et la conduction de stimuli électriques (FIG. 6). Le rôle de ces

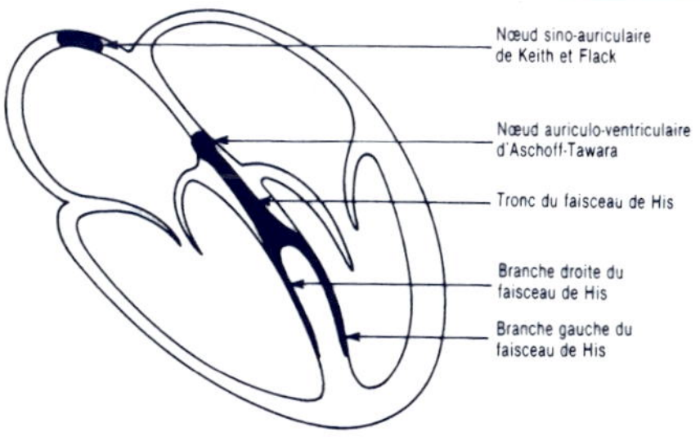

FIG. 6 Voies de conduction intracardiaque

cellules est de réaliser un fonctionnement cyclique et parfaitement organisé du cycle cardiaque.

La disposition anatomique de ces cellules est la suivante : le *nœud de Keith et Flack* ou *nœud sinusal*, situé dans la paroi de l'oreillette droite, délivre cycliquement (environ 80 fois/min) une excitation électrique qui parcourt les oreillettes, puis se concentre au niveau du *nœud auriculo-ventriculaire d'Aschoff-Tawara* ou *nœud auriculo-ventriculaire* et, enfin, chemine dans le tronc du *faisceau de His*, situé dans le septum interventriculaire. Ce faisceau se divise rapidement en deux branches, l'une droite pour le ventricule droit, l'autre gauche pour le ventricule gauche. De là, l'excitation électrique diffuse de proche en proche à l'ensemble des cellules myocardiques.

Anatomie des vaisseaux

Systèmes artériels

On distingue :

- le système artériel pulmonaire, né du ventricule droit et qui appartient à la petite circulation ;
- le système artériel systémique, né du ventricule gauche.

Système artériel pulmonaire

L'artère pulmonaire naît de l'orifice pulmonaire, seule voie d'échappement du ventricule droit. Elle tourne en montant autour du flanc gauche de l'aorte pour passer derrière elle et se divise en deux artères pulmonaires, l'une droite pour le poumon droit, l'autre gauche pour le poumon gauche. Chacune de ces artères se divise en de nombreuses branches destinées aux différents lobes et segments pulmonaires. Les artères pulmonaires sont les seules artères de l'organisme à transporter du sang veineux.

Système artériel systémique

Il naît du ventricule gauche par l'aorte, principale artère de l'organisme. Dans le thorax, l'aorte décrit une crosse. Du sommet de cette crosse naissent les troncs artériels à destination des membres supérieurs et du cerveau. Puis l'aorte descend dans le thorax, très proche du rachis dorsal, traverse ensuite le diaphragme, où elle prend le nom d'aorte abdominale. De l'aorte abdominale naissent toutes les artères destinées aux viscères : estomac, foie, pancréas, rate, reins, côlon...
Arrivée au niveau de la quatrième vertèbre lombaire, l'aorte se divise en artères iliaques primitives droite et gauche. De ces artères naissent de nombreuses branches destinées aux organes du petit bassin. Puis chaque artère iliaque donne l'artère fémorale destinée aux membres inférieurs.

Parois artérielles

Elles sont constituées de trois tuniques. De l'intérieur vers l'extérieur, on distingue :
- un endothélium, tapis cellulaire identique à celui qui tapisse les cavités cardiaques ;
- une média, faite de cellules musculaires lisses et de fibres élastiques ;
- une adventice, tissu conjonctif qui engaine les artères.

Systèmes capillaires

Les capillaires sont les ultimes ramifications des artères et artérioles. Leur diamètre est de l'ordre de celui des globules rouges. Il faut distinguer le système capillaire pulmonaire du système capillaire périphérique.
Au niveau pulmonaire, les capillaires sont en étroit contact avec les alvéoles pulmonaires.
Au niveau périphérique, les capillaires sont en étroit contact avec le liquide interstitiel dans lequel baignent les cellules de l'organisme.

Systèmes veineux

Il faut distinguer le système veineux périphérique du système veineux pulmonaire.

Système veineux périphérique

C'est le système vasculaire par lequel le sang est ramené de la périphérie vers l'oreillette droite. Le sang veineux venu des membres inférieurs et du petit bassin par les veines fémorales et iliaques se draine dans un gros tronc veineux collecteur : la veine cave inférieure qui remonte dans l'abdomen, à droite de l'aorte. La veine cave inférieure reçoit aussi les veines rénales et, juste sous le diaphragme, les veines sus-hépatiques. Dans ces veines sus-hépatiques se jette le sang des viscères abdominaux et du foie. Après avoir traversé le diaphragme, la veine cave inférieure s'abouche au pôle inférieur de l'oreillette droite. Le sang veineux venu du cerveau, du cou et des membres supérieurs se draine dans la veine cave supérieure et s'abouche au pôle supérieur de l'oreillette droite.

Système veineux pulmonaire

Celui-ci fait suite aux capillaires pulmonaires. Les veines pulmonaires droites s'abouchent à l'extrémité droite de l'oreillette gauche, les veines pulmonaires gauches à sa partie gauche. Les veines pulmonaires sont les seules veines de l'organisme à transporter du sang artériel, riche en oxygène.

Physiologie du système cardiovasculaire

2

Physiologie du cœur

Généralités

Le cœur est une double pompe dont l'activité est cyclique. Chaque pompe, côte à côte, fonctionne simultanément, l'une pour éjecter le sang, venu du système veineux périphérique, dans la circulation pulmonaire ou petite circulation : c'est le cœur droit ; l'autre pour éjecter le sang oxygéné, venu des poumons, dans la grande circulation systémique : c'est le cœur gauche. Ces deux pompes fonctionnent au même rythme, mais à des régimes de pression différents, bas pour le cœur droit, élevé pour le cœur gauche.

Cycle cardiaque

Chaque pompe est formée de deux chambres, l'oreillette et le ventricule, dont la contraction n'est pas simultanée mais successive (FIG. 1) : oreillette d'abord, ventricule ensuite.

Au cours de la diastole, l'oreillette et le ventricule sont en communication par la valve auriculo-ventriculaire ouverte. Le sang s'écoule de l'oreillette dans le ventricule passivement, puis survient la systole auriculaire qui complète le remplissage du ventricule. Lorsque le remplissage ventriculaire est achevé, la pression intraventriculaire devient supérieure à la pression intra-auriculaire

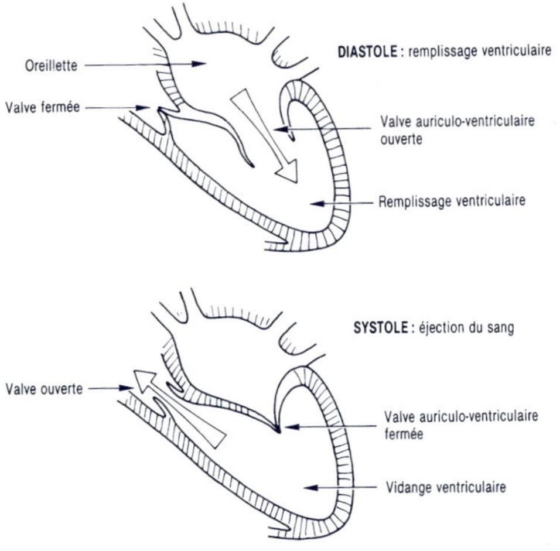

FIG. 1 **Physiologie de la pompe cardiaque**

et la valve auriculo-ventriculaire se ferme. C'est le début de la systole ventriculaire.

Le ventricule se contracte, toutes valves fermées, puis rapidement l'élévation de la pression intraventriculaire devient supérieure à la pression dans la voie d'éjection (artère pulmonaire pour le ventricule droit, aorte pour le ventricule gauche), ouvre les valves sigmoïdes et chasse le sang du ventricule vers la voie d'éjection. Lorsque la pression dans la voie d'éjection devient supérieure à la pression intraventriculaire, les valves sigmoïdes se ferment. Le ventricule se relaxe jusqu'à ce que sa pression devienne inférieure à la pression intra-auriculaire. La valve auriculo-ventriculaire s'ouvre alors pour une nouvelle phase de remplissage. Ce sont les différents mouvements d'ouverture et de fermeture des valves cardiaques qui sont essentiellement responsables des bruits du cœur.

Régulation du cycle cardiaque

Le cœur est muni :

- de centres d'automatisme où les cellules myocardiques ont la propriété de donner naissance par elles-mêmes, automatiquement, à une excitation (CF. FIG. 6, CHAP. 1) ;
- d'un tissu de conduction, chargé de transmettre cette excitation de façon organisée aux oreillettes tout d'abord, puis à toute la masse musculaire du myocarde ventriculaire.

L'automatisme naît du nœud sino-auriculaire (Keith et Flack) environ 80 fois/min. Sous l'influence d'un contrôle nerveux (système nerveux végétatif), cette fréquence peut s'abaisser (bradycardie) ou s'accélérer (tachycardie). Le rôle de ce système est de réaliser un fonctionnement cyclique et parfaitement organisé du cycle cardiaque.

L'excitation née au niveau du nœud sino-auriculaire parcourt les oreillettes et entraîne la systole auriculaire. Le seul passage de l'excitation entre oreillettes et ventricules se fait dans le nœud auriculo-ventriculaire. Parvenue à ce niveau, l'excitation parcourt rapidement le tronc du faisceau de His et ses branches droite et gauche, puis atteint les cellules de Purkinje. De là, l'excitation se transmet aux cellules myocardiques de proche en proche, et donne le signal de contraction.

L'ensemble du tissu de conduction, du nœud sino-auriculaire au réseau de Purkinje, est doué d'automatisme. C'est le centre dont la fréquence est la plus rapide qui prend normalement la commande, les autres ne s'exprimant que dans des situations pathologiques. Le débit cardiaque (Qc) est la quantité de sang expulsé par chaque ventricule en une minute, environ 3,25 L/min/m^2 de surface corporelle. Il est le produit de la fréquence cardiaque (f) par le volume de sang éjecté à chaque systole (VES) : $Qc = f \times VES$. La fonction essentielle du débit cardiaque est d'acheminer l'oxygène extrait dans le poumon vers les cellules de l'organisme pour assurer leur métabolisme.

Le débit cardiaque doit s'adapter aux besoins de l'organisme. L'augmentation du débit cardiaque peut se faire :
- **soit par augmentation de la fréquence cardiaque** sous le contrôle des nerfs sympathiques : c'est le cas de l'adaptation du débit cardiaque à l'effort, par exemple, qui peut être multiplié par 5 ; au-delà d'une certaine fréquence, 160/min environ, le ventricule n'a plus le temps de se remplir et le débit cardiaque chute ;
- **soit par augmentation du volume d'éjection systolique** (VES) : elle correspond à une augmentation du volume de sang intraventriculaire à la fin de la diastole ; cette élévation de volume entraîne un accroissement de la force de contraction cardiaque ; c'est le cas dans l'insuffisance cardiaque compensée.

Le débit cardiaque est augmenté par la grossesse, la chaleur, la digestion, l'altitude, l'hypoxie et surtout par l'effort. Il diminue lors du passage en position debout.

Petite circulation ou circulation pulmonaire

C'est le réseau vasculaire interposé entre les deux cœurs, droit et gauche. Son rôle consiste à :
- **véhiculer le sang veineux**, désoxygéné, éjecté par le ventricule droit jusqu'aux capillaires pulmonaires, où il se charge en oxygène et devient du sang rouge artériel ;
- **le transporter** jusqu'à l'oreillette gauche par les veines pulmonaires.

Dans les capillaires, le contact est très étroit entre la lumière vasculaire et l'alvéole pulmonaire emplie d'air. L'oxygène diffuse passivement de l'alvéole vers le capillaire, où il se fixe sur l'hémoglobine des globules rouges.

À l'inverse, le gaz carbonique du sang veineux diffuse rapidement vers l'alvéole. C'est l'**hématose**, qui permet de transformer le sang veineux désaturé en oxygène en sang artériel saturé en oxygène.

Grande circulation ou circulation systémique

Le système vasculaire permet d'acheminer à tous les organes le sang enrichi en oxygène. Il conduit le sang désaturé au cœur droit. Il est composé d'un système artériel et veineux.

Système artériel

Au cours de la systole, le sang est éjecté du ventricule gauche avec une certaine force. À cette force correspond une pression qui est la pression systolique. L'onde de pression se transmet, à chaque systole, à tout le réseau artériel. Elle correspond au pouls que l'on peut palper lorsque le trajet de l'artère est superficiel (artère radiale). Les pressions à l'intérieur du système artériel sont élevées, environ 130 mmHg pour la pression systolique et 70 mmHg pour la pression diastolique.

Trois facteurs conditionnent la pression artérielle :

- le débit cardiaque : lorsque le débit cardiaque s'abaisse, une quantité moindre de sang emplit le système artériel et la pression artérielle baisse ;
- le volume circulant ou masse sanguine : le volume circulant dans le système vasculaire et le cœur est d'environ 6 L ; une diminution de ce volume entraîne une chute du débit cardiaque et donc de la pression artérielle ;
- les résistances périphériques : ce sont des forces qui s'opposent à l'écoulement du sang vers la périphérie ; elles sont en outre liées à l'état de contraction ou de dilatation du système artériel.

Une constriction vasculaire périphérique entraîne une élévation de la pression artérielle.

La régulation de la pression artérielle fait intervenir différents mécanismes :

• une régulation nerveuse qui fonctionne de façon réflexe et permet une adaptation du débit cardiaque et des résistances périphériques ; cette régulation est immédiate ;

• une régulation de la volémie par le rein et un système hormonal (hormone antidiurétique, système rénine-angiotensine-aldostérone) qui s'exerce à long terme.

Ces notions permettent de comprendre que :

• une hypotension peut être due :

– à une chute du débit cardiaque ;

– à une chute des résistances périphériques (choc toxi-infectieux, choc allergique) ;

– à une hypovolémie (hémorragies aiguës) ;

• une hypertension est habituellement liée à une augmentation des résistances périphériques.

Système capillaire

C'est un système vasculaire interposé entre les systèmes artériel et veineux. Il représente une formidable surface d'échange entre le sang, les liquides interstitiels et les cellules.

La pression intracapillaire est basse. Cela permet les échanges d'eau et des constituants du plasma. Le sang libère l'oxygène de l'hémoglobine qui diffuse dans les cellules et il se charge de gaz carbonique, de déchets du métabolisme cellulaire, pour se transformer en sang veineux.

Système veineux

Il ramène au cœur droit le sang désaturé en oxygène. Ce système à basse pression, environ 10 cmH_2O, est capacitif (distensible). En effet, lors du passage en position debout, le sang s'accumule dans les veines des membres inférieurs. Le retour veineux est assuré :

- pour une faible part, par l'énergie fournie par le ventricule gauche ;
- par une aspiration du ventricule droit lors de la systole ;
- par la respiration (la baisse de la pression intrathoracique au cours de l'inspiration entraîne une aspiration du sang veineux) ;
- par la contraction musculaire : les veines cheminent en contact étroit avec les masses musculaires ; la contraction musculaire écrase les veines et chasse le sang.

Les valvules veineuses permettent de guider le sang dans le sens centripète afin qu'il ne reflue pas vers la périphérie.

3 Exploration du cœur et de ses fonctions

Interrogatoire

L'interrogatoire du patient et de son entourage est particulièrement important. Il permet, d'une part, de recenser les antécédents personnels et familiaux du patient et, d'autre part, d'analyser ses plaintes fonctionnelles, douleurs, essoufflement... À lui seul, l'interrogatoire oriente souvent le diagnostic. Certains symptômes sont particulièrement rencontrés en pathologie cardiovasculaire.

Douleurs

Les douleurs thoraciques sont fréquentes, pouvant être cardiaques ou extracardiaques.

Douleurs cardiaques

L'angine de poitrine est une douleur thoracique, rétrosternale, constrictive, pouvant irradier à la mâchoire inférieure et aux membres supérieurs. Elle apparaît de préférence à l'effort ou spontanément au repos. Elle est calmée par la trinitrine. Certaines affections extracardiaques : pneumothorax, pleurésie, pneumopathie, colique hépatique, ulcère gastrique ou duodénal, hernie hiatale, pancréatite aiguë, peuvent présenter des caractères sémiologiques voisins de l'angine de poitrine.

Au cours de l'infarctus du myocarde, la douleur est identique, souvent d'intensité plus forte, prolongée (temps généralement supérieur à 30 minutes) et résistante à la trinitrine. Elle s'accompagne souvent d'un malaise avec nausées, sueurs, angoisses.

Les péricardites sont souvent douloureuses, pouvant simuler une angine de poitrine. Mais la douleur augmente lors de l'inspiration et est parfois déclenchée ou modifiée par les changements de position.

La dissection aortique s'accompagne d'une douleur très semblable à celle de l'infarctus, mais irradie souvent dans le dos puis dans l'abdomen, les lombes.

Au cours des crises de tachycardie paroxystique, le patient se plaint souvent d'une douleur thoracique qui disparaît lors de la cessation du trouble du rythme.

Douleurs extracardiaques

Une douleur thoracique en « coup de poignard » peut évoquer une embolie pulmonaire.

L'hépatalgie d'effort est une douleur épigastrique ou de l'hypocondre droit qui persiste plusieurs minutes après l'arrêt de l'effort (surtout la marche) et qui résiste à la trinitrine. Elle témoigne de l'existence d'une insuffisance cardiaque droite.

Dyspnées

C'est la prise de conscience par le malade d'une respiration difficile. Normalement, la respiration est volontaire et inconsciente. On distingue :

- la dyspnée d'effort : c'est un essoufflement qui survient au cours d'un effort (la marche, la montée des escaliers...) ; elle survient pour des efforts de moins en moins importants lorsque la cardiopathie causale s'aggrave ;
- la polypnée est l'augmentation de la fréquence respiratoire au-delà de 20 à 22/min ;
- l'orthopnée ou dyspnée de décubitus est une dyspnée de repos, permanente, soulagée par la position assise.

Syncopes vraies et lipothymies

Une syncope vraie est une perte de connaissance complète, brutale, avec chute qui peut être traumatisante. La durée est variable, mais la fin est le plus souvent brusque avec rapide retour à la conscience. Elle est liée à un arrêt ou à une diminution importante mais transitoire de la circulation cérébrale.

Une lipothymie ou classique « évanouissement » est une perte de connaissance incomplète dont le début et la fin sont progressifs, sans chute brutale.

Palpitations

Il s'agit de la perception par le patient des battements de son cœur, qui deviennent incommodants. Les palpitations peuvent être à début et fin brusques, régulières ou non.

Examen clinique

Les paramètres de l'examen clinique sont indispensables à la surveillance. Ce sont des moyens simples qui sont le reflet de l'évolution de la maladie et de l'efficacité des traitements administrés.

Auscultation cardiaque

Elle se fait habituellement à l'aide d'un stéthoscope : chez le sujet normal, deux bruits du cœur sont séparés par deux silences. Silence court séparant le premier bruit du deuxième et correspondant à la systole. Silence long séparant le deuxième bruit du premier et correspondant à la diastole.

L'auscultation cardiaque porte systématiquement sur les quatre foyers correspondant aux quatre valves cardiaques :

- foyer mitral : la pointe ;
- foyer aortique ou deuxième espace intercostal droit, près du sternum ;

• foyer pulmonaire ou deuxième espace intercostal gauche, près du sternum ;
• foyer tricuspide, à la xiphoïde.

Au cours des cardiopathies, l'auscultation permet d'entendre :

• des souffles, dont on précise le temps systolique ou diastolique, l'intensité, les irradiations ;
• des frottements ;
• des bruits anormaux surajoutés.

Fréquence cardiaque

Elle se mesure soit à l'aide d'un stéthoscope placé au niveau de l'aire cardiaque, soit par la palpation du pouls radial. Dans certains états de choc, les pouls périphériques sont mal perçus, le pouls est dit petit, filant. On apprécie la fréquence et la qualité du pouls au niveau des artères fémorales ou carotidiennes.

La mesure de la fréquence cardiaque permet de définir :

• une tachycardie lorsque la fréquence est supérieure à 100/min ;
• une bradycardie lorsque la fréquence est inférieure à 60/min.

Elle permet en outre de vérifier si le rythme est régulier ou non (arythmie).

Dans tous les cas, la fréquence cardiaque doit être régulièrement notée sur une feuille de surveillance.

Pression artérielle

Mesure par voie non sanglante

Elle accompagne systématiquement la mesure de la fréquence cardiaque. Cette mesure est effectuée chez un patient allongé, au repos depuis 10 minutes, le membre supérieur doit être nu, non comprimé par les vêtements. Au cours de certaines pathologies, il est utile de mesurer la pression artérielle aux deux bras, debout. La pression artérielle doit être systématiquement notée sur une feuille de surveillance.

La pression artérielle est monitorée, grâce à un capteur placé dans un brassard et relié à un appareil électronique.

Deux types d'appareils permettent cette mesure :

- l'appareil à cadran : il est moins précis ;
- l'appareil électronique.

La mise à zéro de l'aiguille doit être effectuée avant la mise en place du brassard, celui-ci étant complètement dégonflé.

Technique : le brassard est gonflé jusqu'à 200-250 mmHg puis lentement dégonflé. Le stéthoscope placé en regard de l'artère humérale au pli du coude permet de repérer le chiffre de pression en regard duquel apparaît le premier bruit, qui correspond à la pression systolique, et le chiffre en regard duquel disparaissent totalement les bruits, qui correspond à la pression diastolique.

Il existe des systèmes de mesure continue de la pression artérielle utilisables en ambulatoire (mesure automatique de la pression artérielle ou MAPA).

Mesure par voie sanglante

Un cathéter mis en place dans l'artère radiale est relié à une tête de pression et à un appareillage électronique. La courbe de pression artérielle s'affiche sur un écran. L'appareil affiche les pressions systoliques et diastoliques. Cette technique doit s'accompagner de précautions d'asepsie rigoureuses, identiques à celles du cathétérisme.

Fréquence respiratoire

La mesure de la fréquence respiratoire est un geste de surveillance important en pathologie cardiovasculaire. La fréquence normale se situe entre 14 et 20/min notée sur la feuille de surveillance.

Cyanose

C'est une coloration bleutée de la peau et des muqueuses. Elle prédomine aux extrémités : ongles, orteils, lèvres, oreilles. Elle est liée à l'augmentation du taux d'hémoglobine non oxygénée dans le sang capillaire. C'est un signe de gravité.

Œdèmes

Ils sont la conséquence d'une accumulation de liquides dans les espaces intercellulaires. Ils obéissent aux lois de la pesanteur et prédominent aux parties déclives du corps : chevilles et membres inférieurs lors de la station debout, lombes et dos chez le malade alité. Les œdèmes d'origine cardiaque sont bilatéraux et symétriques, la peau est blanche, l'œdème est mou et garde l'empreinte (signe du godet).

L'œdème pulmonaire est le passage de l'eau plasmatique dans les alvéoles pulmonaires, réalisant une véritable noyade.

Diurèse quotidienne

La mesure journalière de la diurèse est un élément essentiel de la surveillance des patients en cardiologie. Le patient doit être prévenu de la nécessité de conserver ses urines, et chaque miction est recueillie. Chaque jour, le volume du bocal est mesuré et la diurèse de 24 heures inscrite sur la feuille de surveillance.

Pesée

Chaque patient doit être pesé au début de l'hospitalisation et régulièrement (deux fois par semaine). Le résultat doit être inscrit sur la feuille de surveillance.

Radiographie thoracique

Le cliché thoracique standard permet l'étude des champs pulmonaires et de la silhouette cardiaque sous plusieurs incidences, de face, de profil, en oblique, permettant de dégager les quatre cavités cardiaques.

De face, le cœur apparaît entre les deux champs pulmonaires comme une ombre grossièrement triangulaire (FIG. 1).

Le bord gauche comprend trois arcs :

- supérieur, arrondi, correspondant à la crosse de l'aorte ;
- moyen, correspondant au tronc de l'artère pulmonaire et à l'artère pulmonaire gauche ;
- inférieur, correspondant au ventricule gauche.

Le bord droit comprend deux arcs :

- supérieur, vertical, correspondant à la veine cave supérieure ;
- inférieur, correspondant à l'oreillette droite.

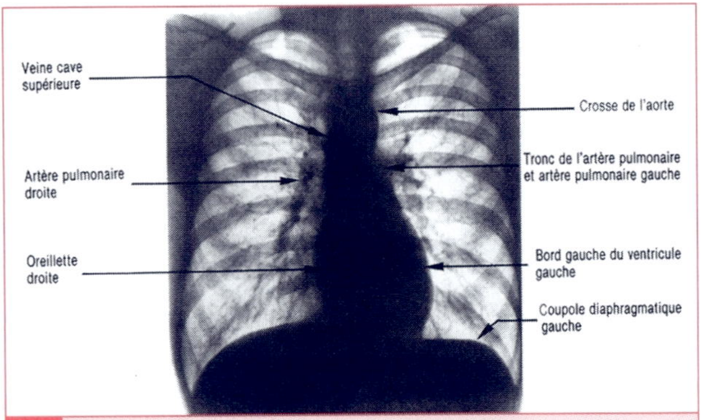

FIG. 1 Cliché thoracique normal
(D'après Capdeville R., Rémy J. Le poumon normal. *Encycl Méd Chir, Paris.*)

Les autres incidences, de profil, en oblique, permettent de dégager les cavités cardiaques difficiles à analyser sur le cliché de face : oreillette gauche et ventricule droit.

L'examen radioscopique et à l'amplificateur de brillance permet l'étude du cœur en mouvement et la recherche des calcifications valvulaires et coronariennes.

ÉLECTROCARDIOGRAPHIE

L'électrocardiogramme (ECG) est l'enregistrement à la surface du corps des différents mouvements électriques qui parcourent le myocarde. Il permet d'analyser l'activation auriculaire, puis la conduction auriculo-ventriculaire et, enfin, l'activation ventriculaire et sa repolarisation.

ECG standard de repos

Technique

Le patient est allongé sur le dos en décontraction musculaire, torse nu et chevilles dégagées, au calme, dans une pièce chauffée (enlever les lunettes, les bijoux et la montre). Pour les dérivations standard, les électrodes sont placées aux poignets et aux chevilles. Elles permettent d'enregistrer six dérivations : D_1, D_2, D_3, V_R, V_L, V_F.

Pour les dérivations précordiales, six électrodes sont placées sur le thorax :

- V_1 au niveau du quatrième espace intercostal, au bord droit du sternum ;
- V_2 au quatrième espace intercostal, au bord gauche du sternum ;
- V_3 entre V_2 et V_4 ;
- V_4 au cinquième espace intercostal gauche sur la ligne médioclaviculaire ;

• V_5, V_6 sur une horizontale déterminée par V_4 et respectivement sur les lignes axillaire antérieure (V_5) et axillaire moyenne (V_6).

Trois autres dérivations sont souvent nécessaires, V_7, V_8, V_9. L'étalonnage de l'appareil est vérifié, la pression du bouton marqué 1 millivolt entraîne sur le papier un décalage vertical du stylet de 10 mm. Le déroulement de l'enregistrement se fait à la vitesse de 25 mm/s. Un bouton sélecteur permet d'enregistrer successivement ou simultanément (appareil à trois pistes) l'ensemble des douze dérivations. Le nom du patient, la date, l'heure et les circonstances de l'enregistrement doivent être notés sur l'ECG.

Lecture

Le stylet inscrit sur le papier plusieurs accidents (FIG. 2 ET 3). L'onde P correspond à l'activation auriculaire droite et gauche, l'une et l'autre confondues. Puis le stylet revient à la ligne isoélectrique avant le complexe QRS. Cet espace entre l'onde P et le début de QRS correspond au temps de conduction entre l'activation du nœud sinusal (début de P) et celle des premières cellules myocardiques (début de QRS). La morphologie du complexe QRS est variable en fonction des dérivations et correspond à l'activation des ventricules droit et gauche. Faisant suite au complexe

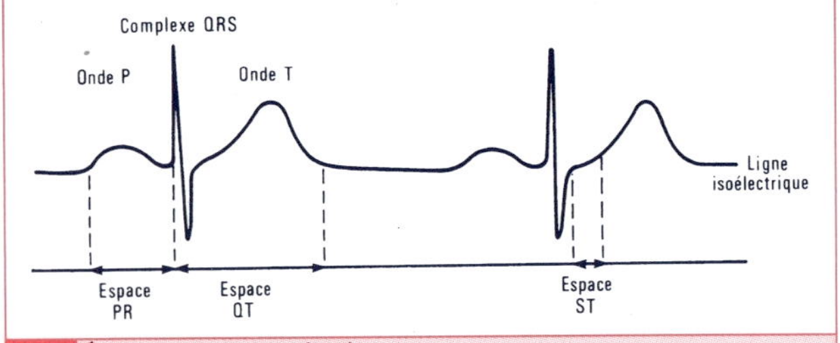

FIG. 2 **Électrocardiogramme (ECG)**

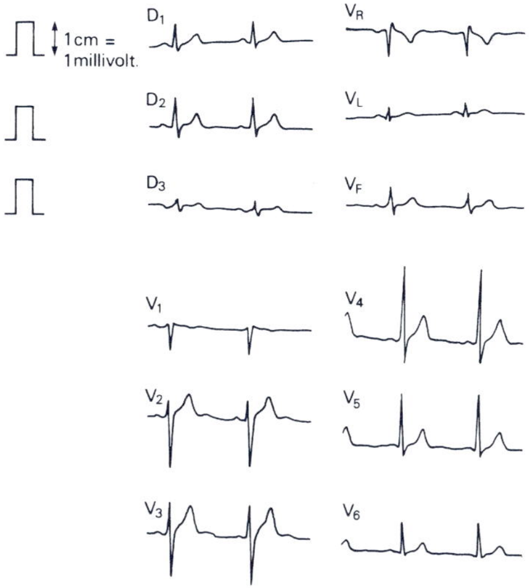

FIG. 3 **Électrocardiogramme standard de repos normal**

QRS, survient l'onde T qui correspond à la repolarisation ventriculaire ; l'espace entre la fin du complexe QRS et le début de l'onde T s'appelle segment ST. À la fin de l'onde T, le stylet revient sur la ligne isoélectrique jusqu'à l'onde P suivante.

Les renseignements fournis par l'ECG sont :

• le **rythme**, normalement sinusal, chaque complexe QRS étant précédé d'une onde P ; le calcul de la fréquence est facilité sur l'ECG par l'emploi de règles graduées ;

• la **conduction** : l'espace PR s'allonge en cas de bloc auriculo-ventriculaire ;

• la **morphologie de l'onde P**, qui peut déceler une hypertrophie auriculaire ;

• la **morphologie du complexe QRS**, qui peut déceler un bloc de branche, une hypertrophie ventriculaire, un infarctus du myocarde ;
• le **segment ST et l'onde T**, qui renseignent sur la repolarisation ventriculaire et dont le rôle est très important en pathologie coronarienne.

ECG d'effort

Il permet l'étude de l'ECG au cours de l'effort et la recherche des modifications de la repolarisation évoquant l'insuffisance coronarienne.
Deux méthodes sont utilisées :
• le tapis roulant dont on peut faire varier la vitesse et par là modifier l'effort fourni par le patient, calculé en watts ;
• le cyclo-ergomètre, bicyclette fixe dont on peut augmenter le serrage du pédalier, d'où accroissement de l'effort fourni par le patient, là encore exprimé en watts.
L'épreuve d'effort ne peut être réalisée qu'en présence d'un médecin, avec un matériel de réanimation quotidiennement contrôlé à proximité.
Dans tous les cas, une surveillance rigoureuse de l'ECG, de la fréquence cardiaque, de la pression artérielle est réalisée toutes les minutes pendant et après l'effort. L'épreuve est arrêtée lorsque la fréquence cardiaque maximale théorique du patient est atteinte ou lorsque surviennent une douleur thoracique, des troubles graves du rythme cardiaque ou de la repolarisation.
L'épreuve est positive lorsque apparaissent des troubles de la repolarisation (sous-décalage de ST) dont les critères sont précis, accompagnés ou non de douleurs thoraciques.

ECG de longue durée

C'est l'enregistrement de l'ECG sur 24 heures par la méthode de Holter grâce à un appareil portable type lecteur de cassettes. Au cours des 24 heures d'enregistrement, le patient poursuit ses activités habituelles et note la survenue de tout symptôme, palpitation, douleur... Ce mode d'enregistrement permet de dépister les anomalies électrocardiographiques transitoires.

Monitorage ECG

En réanimation et dans les unités de soins intensifs cardiologiques, la surveillance permanente de l'ECG est indispensable. Trois électrodes sont appliquées sur la face antérieure du thorax du patient et reliées à un scope sur lequel s'inscrit une dérivation ECG. L'appareil est muni d'alarmes de fréquences réglables, basse et haute, au-delà desquelles l'alarme sonne. Dans certaines unités de réanimation, les scopes sont reliés à un ordinateur central qui permet la surveillance simultanée de tous les patients monitorés et qui enregistre le tracé électrique correspondant à chaque alarme déclenchée.

EXAMENS BIOLOGIQUES

Le **ionogramme sanguin** permet de surveiller certains paramètres :

• la *natrémie* (sodium sanguin) est le reflet de l'état d'hydratation du patient ; sa surveillance au cours des traitements diurétiques est importante ;

• la *kaliémie* (potassium sanguin) : l'hypo- ainsi que l'hyperkaliémie peuvent avoir des conséquences importantes sur le rythme cardiaque ; la surveillance de la kaliémie doit être d'autant plus stricte que le patient reçoit des médicaments diurétiques (souvent hypokaliémiants).

L'**urée sanguine** et la **créatininémie** sont les paramètres sanguins usuels qui reflètent la fonction rénale.

Le **ionogramme urinaire** : en mesurant la quantité de sel et de potassium éliminés par 24 heures, il permet de surveiller un traitement diurétique et le régime sans sel.

Le **dosage des enzymes cardiaques** : la cellule myocardique est riche en certaines enzymes : troponine, CPK, SGOT (ASAT), SGPT (ALAT), LDH. Au cours de l'infarctus du myocarde, la nécrose cellulaire libère dans la circulation sanguine ces enzymes. Leur dosage répété est donc une aide précieuse au diagnostic de l'infarctus du myocarde et de son évolution

La **mesure des gaz du sang artériel** par ponction artérielle permet de mesurer la pression partielle en oxygène et en gaz carbonique, la saturation en oxygène de l'hémoglobine et le pH sanguin artériel.

Après désinfection locale, le prélèvement se fait le plus souvent au niveau des artères radiales, faciles à comprimer, plutôt qu'au niveau des artères fémorales, plus profondes et donc plus difficiles à comprimer. La seringue doit impérativement être héparinée. Une fois la ponction artérielle réalisée, les bulles d'air sont chassées de la seringue qui est fermée hermétiquement. Une compression ferme du point de ponction est maintenue pendant 5 à 10 minutes, plus longtemps si le malade est traité par anticoagulants. Les ponctions artérielles sont proscrites au cours des traitements fibrinolytiques et des troubles graves de l'hémostase sanguine.

Le saturomètre électronique fournit également des informations fiables.

Le **dosage de la glycémie** (à jeun et/ou postprandiale), des triglycérides et du cholestérol (cholestérol total et HDL permettant le calcul du LDL-cholestérol) fait partie de la recherche des facteurs de risque en pathologie cardiovasculaire.

Le **bilan de la coagulation** et l'**INR** *(International Normalized Ratio)* permettent d'explorer la coagulation sanguine (temps de céphaline activée, temps de Howell, temps de thrombine et taux de fibrine ou de prothrombine).

Échocardiographie Doppler (transthoracique et transœsophagienne)

C'est une méthode non traumatique qui permet l'étude dynamique et morphologique des valves et des cavités cardiaques. Elle permet d'analyser la morphologie et la cinétique des valves cardiaques, de mesurer la taille des cavités cardiaques et l'épaisseur du myocarde, de rechercher des zones myocardiques se contractant mal (hypokinésie) ou plus du tout (akinésie). Elle permet également de rechercher un épanchement péricardique.

L'échocardiographie est une aide précieuse au diagnostic des cardiopathies valvulaires, coronariennes, congénitales, au diagnostic d'endocardite infectieuse et de péricardite. Son innocuité autorise la répétition des examens pour la surveillance de l'évolution de la plupart des cardiopathies.

L'échographie transthoracique peut, dans certains cas, être complétée par une échographie Doppler analysant les flux intracardiaques et une échographie transœsophagienne permettant une imagerie très précise notamment de l'oreillette gauche,de la valve mitrale et de l'aorte thoracique.

Cathétérisme et angiographie cardiaque

L'apparition de méthodes d'exploration cardiaque non invasives, échocardiographiques surtout, a quelque peu réduit les indications du cathétérisme cardiaque. Il demeure cependant une méthode de référence, encore souvent indispensable, au bilan des valvulopathies acquises ou congénitales et lorsqu'une intervention chirurgicale est envisagée.

Cathétérisme droit

C'est l'introduction dans une veine (en général la veine fémorale) d'une sonde qui est ensuite guidée jusque dans l'oreillette droite, le ventricule droit, le tronc puis une branche distale de l'artère pulmonaire.

On peut ainsi mesurer les **pressions** dans l'oreillette droite, le ventricule droit, l'artère pulmonaire et le capillaire pulmonaire. Lors de cet examen, il est également possible de mesurer le débit cardiaque grâce aux méthodes de thermodilution.

Les incidents et les complications sont essentiellement des troubles du rythme lors du passage de la sonde dans le ventricule droit. Ils régressent habituellement au retrait de la sonde.

Cathétérisme gauche par voie rétrograde

C'est l'introduction dans une artère périphérique (en général l'artère fémorale) d'une sonde qui est ensuite guidée jusque dans l'aorte ascendante et le ventricule gauche. Le cathétérisme gauche permet la mesure des pressions aortique et ventriculaire gauches.

Les incidents et complications sont :

- une ischémie des membres inférieurs par spasme ou thrombose de l'artère fémorale ;
- une hémorragie avec hématome sous-cutané du fait d'une compression imparfaite en fin d'examen ou d'une mobilisation trop précoce du patient ;
- la possibilité de troubles du rythme lors du passage dans le ventricule gauche, régressifs au retrait de la sonde ;

• une embolie gazeuse qui est prévenue par une technique stricte du cathétérisme avec purge de toutes les bulles d'air qui pourraient s'introduire dans le cathéter ;
• des problèmes infectieux qui doivent être évités par des règles d'asepsie identiques à celles des salles d'opération.

Angiographie

Au cours des cathétérismes droit et gauche, il est possible d'injecter un produit radio-opaque dans la sonde. L'injection peut se faire dans le ventricule gauche (ventriculographie gauche), dans le ventricule droit (ventriculographie droite) ou dans l'aorte sus-sigmoïdienne (aortographie) ; pendant l'injection, un film est enregistré.

Coronarographie

C'est l'opacification des artères coronaires par cathétérisme rétrograde gauche, avec des sondes préformées spécifiques. La technique utilisée est identique à celle du cathétérisme gauche.
La coronarographie permet de rechercher, de localiser et d'apprécier la gravité des sténoses coronariennes.
Ses rares complications sont :
• locales, au point de ponction, identiques à celles du cathétérisme gauche ;
• la survenue d'une douleur thoracique en cours d'examen, voire d'un infarctus du myocarde ;
• des troubles du rythme, un syndrome vagal, une allergie à l'iode, des embolies artérielles.

Surveillance du patient

Avant l'examen

De la fièvre, une anomalie de l'hémostase sanguine non connue auparavant (TCK, TP et plaquettes systématiquement contrôlés) contre-indiquent l'examen. Pour le cathétérisme gauche et la coronarographie, le traitement par les antivitamines K doit être interrompu deux jours auparavant et le relais pris par l'héparine intraveineuse ou l'héparine calcique (Calciparine SC®).

Quatre heures avant la ponction

Seule une demi-dose d'anticoagulant est administrée. Une prémédication par antalgique et anxiolytique est habituelle. Le patient est à jeun.

Après l'examen

Une surveillance rigoureuse du pouls, de la pression artérielle, du point de ponction artérielle qui doit être fermé par un pansement compressif, de la chaleur locale des membres inférieurs, des pouls distaux, est indispensable pendant les 24 heures qui suivent l'examen, une voie d'abord veineux devant être maintenue. Un électrocardiogramme est systématiquement enregistré une fois le patient retourné dans sa chambre. Au retour, le patient doit boire beaucoup pour éliminer le produit de contraste. Le patient demeure alité 24 heures, sans mobiliser ni plier le membre où a été faite la ponction. Il est monitoré.

Techniques isotopiques

Il existe des scintigraphies myocardiques et des scintigraphies cavitaires :

- la scintigraphie myocardique d'effort (par exemple le thallium sensibilisé au dipyridamole) contribue au diagnostic de l'insuffisance coronaire ; elle est particulièrement utile dans les cas douteux ou lorsque l'épreuve d'effort n'est pas réalisable ;
- les scintigraphies cavitaires permettent d'étudier la cinétique des parois et la fonction ventriculaire.

Exploration du système vasculaire

4

Examen clinique

Outre l'interrogatoire qui revêt toujours une importance fondamentale, l'examen clinique en pathologie vasculaire s'attache particulièrement aux systèmes veineux et artériel. Les pouls périphériques sont recherchés par la palpation. L'auscultation des trajets artériels permet de mettre en évidence des souffles vasculaires témoins de sténose. Sont également à apprécier l'état veineux et les troubles trophiques. Enfin, l'examen neurologique permet d'évaluer le retentissement sur le cerveau d'une pathologie artérielle.

Examens paracliniques

Doppler

L'examen Doppler est une exploration non invasive du système vasculaire, veineux et artériel. Une sonde placée en regard du vaisseau à étudier émet un faisceau d'ultrasons. Les ultrasons se réfléchissent sur les globules sanguins du sang circulant. La sonde est munie d'un capteur et recueille les ultrasons réfléchis. Un appareillage électronique convertit en son audible ou en enregistrement la vitesse du sang circulant :

• dans le système veineux, le flux sanguin est continu ; en cas de thrombose (phlébite par exemple), l'appareil enregistre un ralentissement du flux sanguin ; mais le Doppler ne peut explorer que les gros troncs veineux des membres ;

• dans le système artériel, le flux sanguin est intermittent, et l'appareil enregistre une courbe qui oscille ; en cas d'obstacle en amont (sténose athéromateuse par exemple), on enregistre un aplatissement de la courbe ; tous les territoires artériels périphériques peuvent être étudiés.

Le Doppler artériel peut être couplé avec un appareil échographique qui permet d'étudier non seulement la vitesse du flux sanguin mais aussi l'état anatomique du vaisseau et d'apprécier la sévérité des sténoses éventuelles.

Dans des mains expérimentées, l'échographie Doppler artérielle apporte des éléments importants sur l'athérogénicité des vaisseaux.

De même, une échographie de la veine cave contribue au diagnostic des thromboses veineuses profondes.

Phlébographie des membres inférieurs et cavographie

Phlébographie des membres inférieurs

C'est l'opacification du système veineux par un produit radio-opaque injecté dans une veine superficielle de chacun des deux pieds. Plusieurs clichés sont pris à divers moments de l'injection qui opacifie progressivement le système veineux. Cet examen permet de rechercher des thromboses veineuses, de préciser leur siège et l'importance de l'obstruction veineuse. L'avènement de l'échographie a permis d'en réduire très significativement les indications.

Cavographie

C'est l'opacification de chacune des deux veines iliaques et de la veine cave inférieure par un produit radio-opaque injecté par ponction des veines fémorales. Cet examen permet de rechercher une compression des grosses veines iliaques ou de la veine cave et de dépister un thrombus veineux flottant qui expose au risque majeur d'embolie pulmonaire.

Artériographie et aortographie

Ces techniques nécessitent des précautions identiques à celles du cathétérisme gauche.

Artériographie des membres inférieurs

C'est l'opacification du réseau artériel de chacun des deux membres inférieurs. L'injection se fait habituellement par cathétérisme des artères fémorales. Dans certains cas, elle peut se faire par aortographie translombaire. L'artériographie des membres inférieurs permet de préciser : le siège, le degré et la diffusion des sténoses, l'état du lit artériel en aval des sténoses et celui de la circulation de suppléance. Elle est indispensable avant un traitement chirurgical.

Aortographie

C'est l'opacification de l'aorte et de ses branches. Elle est réalisée par cathétérisme gauche rétrograde après ponction de l'artère fémorale ou directement par voie translombaire lorsque les artères fémorales ne peuvent être ponctionnées. Elle aide au diagnostic des dissections aortiques et des anévrismes de l'aorte.

Angiographie pulmonaire

C'est l'opacification du réseau artériel pulmonaire par une sonde d'angiographie par cathétérisme droit jusque dans l'artère pulmonaire où le produit de contraste est injecté. Elle permet de préciser le siège et le degré d'obstruction artérielle pulmonaire lors d'une embolie pulmonaire.
Il faut cependant préciser qu'avec l'avènement de la numérisation et des scanners à temps de pause court ces explorations ont pratiquement disparu.

Angiographies numérisées

Qu'elles soient veineuses ou artérielles, elles constituent un progrès important pour l'imagerie cardiovasculaire. Les quantités de produit de contraste sont beaucoup moins importantes que pour les angiographies classiques, et l'injection du produit de contraste peut se faire par voie veineuse même pour les opacifications artérielles. Un appareillage informatique « reconstruit » les images vasculaires malgré une moindre concentration du produit de contraste dans le sang.

Risques des opacifications vasculaires

En dehors des problèmes locaux que posent les ponctions vasculaires, artérielles en particulier, les opacifications vasculaires ne sont pas sans risque ni inconvénients :
- allergie à l'iode (contenu dans la quasi-majorité des produits de contraste radiographiques) ;
- surcharge liquidienne du secteur vasculaire : la plupart des produits utilisés entraînent un appel d'eau du secteur extravasculaire vers le secteur vasculaire ; cette surcharge volémique peut décompenser rapidement une insuffisance cardiaque jusqu'alors compensée.

Scintigraphie pulmonaire de perfusion/ventilation

La scintigraphie de perfusion peut être couplée au mieux à une scintigraphie de ventilation. Elle montre, en cas d'embolie pulmonaire, un ou des segments non perfusés mais ventilés.

Échographie, scanner thoraco-abdominal et IRM

Ils permettent aussi l'étude de l'aorte initiale et de l'aorte abdominale. Ces examens sont utiles dans le diagnostic de dissection et d'anévrisme de l'aorte. Ces nouvelles techniques non invasives ont maintenant une large préférence dans l'exploration artérielle en général.

Insuffisance cardiaque

5

C'est l'incapacité du cœur à assurer un débit cardiaque suffisant pour acheminer aux tissus de l'organisme l'oxygène et les métabolites dont ils ont besoin.

Physiopathologie

Le débit cardiaque (Qc) est le produit du volume d'éjection systolique par la fréquence cardiaque. Au cours de certaines situations, effort par exemple, le débit cardiaque doit augmenter. Pour ce faire, le cœur peut augmenter soit la fréquence cardiaque, soit le volume d'éjection systolique. Il y a insuffisance cardiaque lorsque l'un de ces deux mécanismes s'avère inefficace.

Variations de la fréquence cardiaque

Celle-ci ne peut pas s'accélérer indéfiniment sans retentissement. Au-delà de 160/min, les diastoles sont trop courtes pour permettre le remplissage complet des ventricules, donc le volume d'éjection baisse ainsi que le débit cardiaque. À l'inverse, au cours d'une bradycardie extrême, le volume d'éjection ne peut augmenter au-delà d'une certaine valeur et le débit cardiaque chute.

Modifications du volume d'éjection systolique (VES)

Deux types de facteurs peuvent le modifier : l'augmentation des résistances périphériques (c'est-à-dire la force du système artériel périphérique qui s'oppose à l'écoulement du sang) ou un obstacle sur la voie d'éjection ventriculaire gauche. L'augmentation de ces résistances entraîne une diminution du volume d'éjection systolique, une dilatation du ventricule, une diminution du débit cardiaque et une augmentation des pressions en amont du ventricule, pressions pulmonaires pour le ventricule gauche, pression veineuse pour le ventricule droit.

Détérioration de la qualité contractile du myocarde

Lorsque les cellules myocardiques sont ischémiques, voire nécrosées (infarctus), elles diminuent ou perdent leur force de contraction. Cette diminution de la contractilité entraîne une baisse du débit cardiaque.

Conséquences de l'insuffisance cardiaque sur les débits viscéraux

La chute du débit sanguin au niveau des principaux organes est proportionnelle à celle du débit cardiaque. Seul le débit cérébral est privilégié et plus longtemps conservé :

- **au niveau rénal**, la chute du débit sanguin entraîne une réabsorption accrue de l'eau et du sodium ; cette rétention, qui a pour but de maintenir la volémie, participe à l'aggravation de l'insuffisance cardiaque et à la constitution du syndrome œdémateux ;
- **au niveau cérébral**, la chute du débit cardiaque entraîne des troubles de la conscience, coma au maximum.

Insuffisance cardiaque gauche

C'est l'incapacité du ventricule gauche à assurer un débit sanguin adapté aux besoins en oxygène de l'organisme.

Symptomatologie clinique

La physiopathologie explique que, au début, les manifestations sont surtout respiratoires :

- dyspnée d'effort, d'aggravation progressive, pour des efforts de moins en moins importants ;
- puis dyspnée du décubitus, obligeant le malade à dormir en position demi-assise ;
- au maximum, œdème aigu du poumon ; en fait, le plus souvent, sub-œdème plutôt que grand œdème cataclysmique, avec suffocation, toux et expectoration mousseuse ;
- tachycardie, pression artérielle basse sauf chez l'hypertendu ;
- l'auscultation cardiaque recherche une valvulopathie, des bruits surajoutés (galop) ;
- l'auscultation pulmonaire trouve des râles crépitants très évocateurs, recherche un épanchement pleural fréquent.

Examens paracliniques

L'**électrocardiogramme** montre une tachycardie, des signes de surcharge ventriculaire gauche.

Le **cliché thoracique** peut montrer une cardiomégalie, des signes de surcharge vasculaire des poumons, un épanchement pleural.

L'**échocardiogramme** permet de mesurer la dilatation du ventricule gauche, d'apprécier la valeur contractile du myocarde.

Les **investigations hémodynamiques** par cathétérisme droit et gauche, la mesure du **débit cardiaque** permettent de confirmer si besoin l'insuffisance cardiaque.

Étiologies

On distingue :

- les **cardiopathies par obstacle à l'éjection** du ventricule gauche :
  - rétrécissement aortique (RA) ;
  - cardiomyopathie obstructive (CMO) : bourrelet musculaire réalisant une sténose sur la voie d'éjection du ventricule gauche lors de la systole et dont les effets sont identiques à ceux du RA ;
  - hypertension artérielle (HTA) ;
- les **cardiopathies par surcharge de volume du ventricule gauche** :
  - insuffisance mitrale ;
  - insuffisance aortique ;
- les **cardiopathies par troubles de la contractilité du myocarde** :
  - infarctus du myocarde ;
  - anévrisme du ventricule gauche ;
  - cardiomyopathies non obstructives (CMNO), maladie primitive du myocarde, d'étiologie non connue ou secondaire à une maladie générale (hémochromatose, amylose, alcoolisme) ;
  - troubles graves du rythme et de la conduction ventriculaire.

Traitement

Le traitement de fond associe :

- un régime contrôlé en sel associé à des diurétiques et à des inhibiteurs de l'enzyme de conversion de l'angiotensine (IEC), sous surveillance du poids et de l'ionogramme sanguin ;
- les bêtabloquants, qui font partie du traitement de fond (carvédilol, bisoprolol, métoprolol), ainsi que les bloqueurs de l'aldostérone (sprironolactone, Aldactone®) ;
- le traitement de la cardiopathie causale propre à chacune des étiologies.

ŒDÈME AIGU DU POUMON HÉMODYNAMIQUE

C'est l'accumulation de liquides venus du secteur vasculaire dans les alvéoles pulmonaires.

Physiopathologie

Lorsque la pression à l'intérieur des capillaires pulmonaires devient supérieure à la pression alvéolaire, l'eau plasmatique, l'albumine et quelques globules rouges passent des capillaires dans les alvéoles. Cette situation est réalisée lors des poussées d'insuffisance cardiaque gauche.
En conséquence, les alvéoles noyées par l'œdème ne peuvent plus assurer une hématose correcte. Il en résulte une hypoxémie avec son retentissement périphérique et un risque d'acidose dont le pronostic est grave.

Clinique

Le début est souvent brutal, nocturne avec une sensation de grésillement laryngé, une toux. Rapidement, l'état devient dramatique. Le malade est assis sur son lit, angoissé, polypnéique, couvert de sueurs. La toux ramène une expectoration mousseuse, rosée.
À l'examen, on note une tachycardie, une pression artérielle pincée en l'absence d'hypertension artérielle antérieure, des râles crépitants à l'auscultation pulmonaire.
Chez le sujet âgé, l'œdème pulmonaire se présente souvent comme une crise d'asthme.
Le traitement est urgent, mené parallèlement à la recherche d'un facteur déclenchant.

Étiologies

Ce sont celles de l'insuffisance ventriculaire gauche et le rétrécissement mitral.

Traitement

C'est une grande urgence médicale.

Le traitement est d'abord symptomatique :

• mise en place d'un cathéter veineux ;

• oxygénothérapie à fort débit après prélèvement artériel pour mesure des gaz du sang ;

• injection intraveineuse d'un diurétique d'action rapide (furosémide, Lasilix®) ;

• mise en place d'une perfusion continue par seringue électrique de trinitrine intraveineuse (1 à 3 mg/h) ;

• dans les formes sévères avec hypotension il sera nécessaire d'utiliser des agents inotropes positifs en perfusion continue (dobutamine) ;

• la saignée, à l'aide d'un trocart de ponction veineuse, est encore exceptionnellement indiquée au cours des œdèmes cataclysmiques ; elle doit être rapide et abondante, 400 mL en moyenne.

Parallèlement, le **traitement étiologique** est entrepris : traitement d'une poussée d'hypertension artérielle, d'un infarctus du myocarde...

INSUFFISANCE CARDIAQUE DROITE

C'est l'incapacité du ventricule droit à évacuer la circulation veineuse de retour dans la voie artérielle pulmonaire.

Symptomatologie clinique

Les manifestations de l'insuffisance cardiaque droite, liées à l'élévation de la pression veineuse en amont de l'oreillette droite, sont les suivantes :

• foie cardiaque, qui se manifeste par l'hépatalgie d'effort : douleur de l'hypocondre droit ou de l'épigastre survenant à l'effort et disparaissant lentement après l'arrêt de l'effort ; à l'examen, il existe un gros foie douloureux dont la compression entraîne un reflux du sang dans les veines jugulaires (reflux hépato-jugulaire) ;

- œdèmes des membres inférieurs, bilatéraux, symétriques, mous, prenant le godet ;
- oligurie quasi constante ;
- tachycardie ;
- à l'auscultation, on retrouve parfois un bruit de galop, une insuffisance tricuspidienne.

Examens paracliniques

L'**électrocardiogramme** montre une tachycardie, des signes de surcharge du ventricule droit.

Le **cliché thoracique** recherche une dilatation des cavités cardiaques droites.

L'**échocardiogramme** permet de mesurer la dilatation du ventricule et de l'oreillette droits et recherche une cardiopathie gauche évoluée.

Le **cathétérisme droit** permet d'affirmer l'insuffisance cardiaque droite en montrant la baisse du débit cardiaque, l'élévation des pressions ventriculaires et auriculaires droites.

Étiologies

On distingue :

- les **causes cardiaques** :
  - l'insuffisance cardiaque gauche décompensée est la cause majeure, réalisant une insuffisance cardiaque globale ;
  - le rétrécissement mitral ;
  - les péricardites constrictives ;
  - la tamponnade à son début ;
- les **causes pulmonaires** :
  - le cœur pulmonaire chronique est une insuffisance cardiaque droite qui vient compliquer une bronchite chronique, un emphysème, un syndrome pulmonaire primitif ;

– l'hypertension artérielle pulmonaire (HTAP). Elle se définit par un chiffre de pression artérielle pulmonaire supérieur à 25 mmHg et se caractérise par une prolifération endothéliale des artères pulmonaires de petit calibre. C'est une maladie rare avec une prévalence de 15 cas par million d'habitants en France. Elle entraîne une augmentation progressive de résistances vasculaires pulmonaires avec habituellement un décès dans les 4 ans qui suivent le diagnostic par défaillance ventriculaire droite ;
– le cœur pulmonaire chronique postembolique est une insuffisance cardiaque droite qui est la conséquence d'embolies pulmonaires à répétition ;
– la fibrose pulmonaire ;
• les **insuffisances cardiaques droites aiguës** : cœur pulmonaire aigu de l'embolie pulmonaire et de la tamponnade ;
• l'**insuffisance cardiaque droite et les cardiopathies congénitales** :
– shunt gauche-droit des communications interauriculaires et communications interventriculaires ;
– sténoses pulmonaires.

Traitement

Le traitement de fond associe :
• une activité physique modérée ;
• un régime sans sel strict associé à des diurétiques sous surveillance du poids et de la courbe de diurèse et du ionogramme sanguin ;
• un traitement anticoagulant en cas d'arythmie cardiaque ;
• celui de la cardiopathie ou de la maladie pulmonaire causale, propre à chacune des étiologies ;
• la prise en charge thérapeutique de l'HTAP comprend des mesures hygiéno-diététiques, le traitement des poussées de l'insuffisance cardiaque, de l'hypoxémie et du risque trombo-embolique. Un traitement plus spécifique consiste en la prescription d'inhibiteurs calciques chez les rares

patients qui réagissent positivement au test de réactivité lors du cathétérisme. Le traitement médicamenteux plus spécifique comprend des antiendothélines (Thélin®), des analogues des prostacyclines (Flolan®) et des inhibiteurs des phosphodiestérases (Revatio®).

Transplantation cardiaque et assistance circulatoire dans le traitement de l'insuffisance cardiaque

La transplantation cardiaque constitue une thérapeutique d'exception proposée à certains patients atteints d'insuffisance cardiaque terminale. La lourdeur, le coût de la transplantation et le nombre très limités de greffons disponibles imposent des critères de sélection rigoureux.

Le succès de la greffe dépend aussi de la qualité de la surveillance centrée sur la détection du rejet, la recherche d'une dégradation du greffon, de complications infectieuses, néoplasiques ou iatrogènes.

Le nombre de patients en attente de transplantation ne cesse d'augmenter alors que le nombre de greffons disponibles reste largement insuffisant (environ 300 transplantations par an en France). Le recours à l'assistance circulatoire est parfois une solution pour maintenir en vie certains patients en attente d'une transplantation, voire grâce à une implantation définitive. Par ailleurs, l'assistance circulatoire peut être aussi un recours transitoire dans certains cas de défaillance où il existe un espoir de récupération (par exemple, défaillances aiguës secondaires à des infarctus, myocardites, intoxications, hypothermie...).

La défaillance cardiaque peut prédominer sur le ventricule gauche, le ventricule droit ou concerner les deux ventricules. À ces différents types d'atteintes, vont correspondre l'utilisation de différents types d'assistance. L'une des limites majeures à l'emploi de ces dispositifs médicaux tient à leur caractère très onéreux.

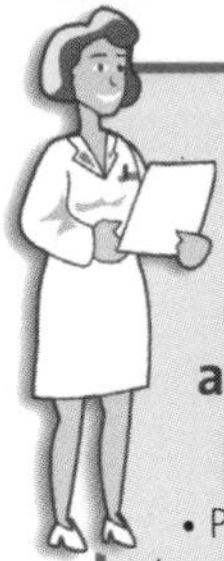

Soins infirmiers

Soins à apporter aux personnes atteintes d'insuffisance cardiaque

Surveiller et réaliser les prescriptions médicales

• Prendre les constantes et les noter sur la feuille de surveillance (rythme respiratoire, pouls, pression artérielle, diurèse).
• Administrer les prescriptions médicamenteuses ainsi que l'oxygénothérapie et assurer la surveillance spécifique à chaque traitement :
– repérer les signes en faveur d'une dyspnée brutale et alerter le médecin ;
– sur prescription médicale écrite, ou en application d'un protocole écrit :
- mettre en place une voie veineuse ;
- réaliser les prélèvements pour les examens biologiques et pour l'étude des gaz du sang ;
- enregistrer un ECG ;
– contribuer à la réalisation des examens complémentaires (par exemple, prise et recueil de pression hémodynamique) et des investigations prescrites par le médecin (par exemple, surveillance des cathéters, des sondes à oxygène...) ; assurer la préparation et la surveillance s'y rapportant ;
– surveiller l'apparition de signes en faveur d'une complication et alerter le médecin.

Réaliser le confort et le suivi du patient

• Favoriser le repos du patient et avoir une attitude rassurante.
• Favoriser la prévention non médicamenteuse des thromboses veineuses.
• Inscrire les transmissions significatives sur le dossier de soins.

Principaux troubles de la conduction et du rythme cardiaque

Troubles de la conduction intracardiaque

La contraction harmonieuse et quasi simultanée du myocarde dépend de l'intégrité des voies de conduction intracardiaques.

Ces voies, rappelons-le, sont essentiellement le nœud sinusal, les voies de conduction auriculaires, le nœud auriculo-ventriculaire (ou d'Aschoff-Tawara), le tronc du faisceau de His, qui se divise rapidement en une branche droite et une branche gauche. Toute lésion qui siège en un point de ce tissu de conduction, ralentissant ou stoppant la progression de l'excitation, entraîne des anomalies de la contraction myocardique qui peuvent provoquer des troubles graves. L'ECG permet de les dépister.

Blocs sino-auriculaires

C'est une maladie de la jonction entre le nœud sinusal et les voies de conduction auriculaires. De temps à autre, le nœud sinusal ne transmet pas l'excitation aux oreillettes. Il en résulte une absence de complexe P et QRS sur l'ECG, jusqu'à ce que l'excitation soit à nouveau transmise, ou qu'un centre doué d'automatisme, situé plus bas, prenne le relais.

Blocs auriculo-ventriculaires (BAV)

On en distingue trois types.

Bloc auriculo-ventriculaire du premier degré

Il résulte d'un ralentissement de la conduction auriculo-ventriculaire à l'intérieur du nœud auriculo-ventriculaire ou du tronc du faisceau de His. Il se traduit sur l'électrocardiogramme par un allongement de l'espace PR au-delà de 20/100 de seconde chez l'adulte et, habituellement, n'a pas de traduction clinique lorsqu'il est isolé.

Blocs auriculo-ventriculaires du second degré

Ils sont de deux types :
• soit allongement progressif de l'espace PR aboutissant à un blocage auriculo-ventriculaire complet, c'est-à-dire à une onde P isolée ne conduisant pas de complexe QRS ; c'est ce qu'on appelle les périodes de Luciani-Wenckebach ;
• soit l'activité auriculaire est normale mais ne conduisant que 1 fois sur 2, 3 ou 4 un complexe QRS.

Bloc auriculo-ventriculaire du troisième degré ou bloc auriculo-ventriculaire complet

Il réalise une dissociation complète entre les ondes P (les oreillettes battent à leur propre rythme) et les complexes QRS battant à un rythme lent, habituellement inférieur à 40/min, et régulier (FIG. 1).

Ce bloc auriculo-ventriculaire peut être paroxystique, réalisant la maladie d'Adams-Stoke qui se caractérise par la sur-

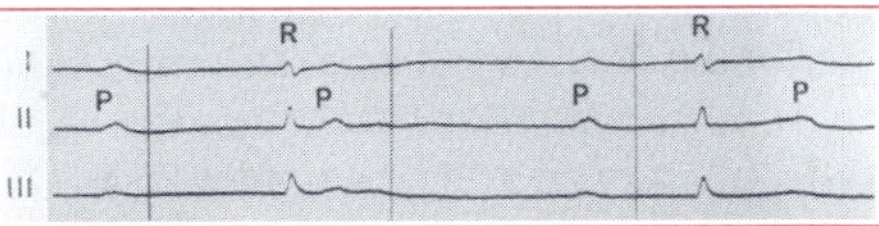

FIG. 1 BAV complet (du 3e degré)
Les complexes QRS (35/min) sont dissociés des ondes P (60/min). (D'après Puech P. Blocs auriculo-ventriculaires. *Encycl Méd Chir*, Paris, 1975.)

venue de syncopes, brutales, sans signe annonciateur, entraînant une chute du patient. Cette syncope est de durée variable, habituellement inférieure à 3 minutes, et à fin brusque. Au cours de la syncope, l'état du patient est celui d'une mort apparente, mais la mesure du pouls trouve un pouls lent, inférieur à 40/min. L'enregistrement d'un ECG montre une dissociation auriculo-ventriculaire. Parfois, le bloc auriculo-ventriculaire n'entraîne qu'une baisse modérée du débit sanguin cérébral, et la traduction clinique peut se limiter à une « absence » neurologique, une sensation de malaise. Une mort subite peut survenir à n'importe quel moment.

Dans les formes paroxystiques, deux examens contribuent au diagnostic :

- un examen non invasif : l'enregistrement continu de l'ECG par la méthode de Holter permet de dépister la survenue d'un bloc auriculo-ventriculaire complet paroxystique ;
- un examen invasif : l'étude de la conduction du faisceau de His par une sonde d'enregistrement placée dans le ventricule droit par cathétérisme droit.

Étiologies

Les blocs auriculo-ventriculaires peuvent :

- être le fait d'une maladie dégénérative du tissu de conduction intracardiaque ;
- survenir au cours d'un infarctus du myocarde ;
- compliquer une endocardite bactérienne.

Traitement

Le traitement des blocs auriculo-ventriculaires complets, permanents ou paroxystiques, a pour but d'éviter les syncopes et la mort subite. Il consiste en la mise en place d'un pacemaker.

Une sonde d'entraînement électrosystolique est mise en place par voie veineuse dans le ventricule droit et reliée à un boîtier muni d'une pile de longue durée (5 à 10 ans). Ce boîtier est placé en position sous-cutanée dans la région sous-claviculaire droite (loge pectorale) ou au niveau de l'hypocondre gauche. La sonde et le boîtier détectent les complexes QRS du malade. En cas d'absence ou de ralentissement du rythme cardiaque, il prend aussitôt le relais et émet une impulsion électrique qui entraîne la contraction myocardique.

Blocs de branche

Le bloc de la branche droite du faisceau de His entraîne un retard à l'activation du ventricule droit. Il en résulte un aspect particulier du complexe QRS sur les dérivations précordiales V_1 et V_2 de l'ECG, aspect dit « rSR' ». Les blocs peuvent être complets ou incomplets en fonction de certains critères.

Le bloc de la branche gauche du faisceau de His entraîne un retard à l'activation du ventricule gauche. Il en résulte un aspect particulier du complexe QRS sur les dérivations précordiales V_5 et V_6, aspect dit « R exclusif » (non précédé d'une onde Q). Ces blocs peuvent être également complets ou incomplets en fonction de certains critères.

Isolés, ces blocs de branche sont muets cliniquement et dépistés par l'ECG.

Syndrome de Wolff-Parkinson-White

Chez certains patients, l'excitation ne parcourt pas les voies de conduction auriculo-ventriculaires normales, mais emprunte une voie aberrante auriculo-ventriculaire ne passant pas par le nœud auriculo-ventriculaire d'Aschoff-Tawara. Il en résulte un raccourcissement de l'espace PR, un élargissement du complexe QRS. Au cours de ce syndrome, la fréquence et le risque de troubles du rythme sont importants : extrasystoles, flutter et fibrillations auriculaires. Le traitement est soit médical soit interventionnel (ablation de la voie accessoire par voie endocavitaire)

Troubles du rythme cardiaque

Ils sont la conséquence de modifications de l'automatisme et/ou de la conduction intracardiaque. On distingue les troubles du rythme auriculaire des troubles du rythme ventriculaire.

Troubles du rythme auriculaire

Formes cliniques

Extrasystoles auriculaires

Ce sont des systoles auriculaires prématurées, normalement suivies d'un complexe QRS dont la morphologie est normale. Leur signification est bénigne.

Fibrillation auriculaire

C'est une activité anarchique des oreillettes, trémulante, se traduisant sur l'ECG par une ligne de base irrégulière. Les complexes QRS sont irréguliers, réalisant une arythmie complète. Elle peut être paroxystique ou permanente.

Flutter auriculaire

Il réalise une activité auriculaire régulière mais très rapide à 300/min. Il en résulte sur le tracé ECG un aspect « en toit d'usine ». Les complexes QRS sont le plus souvent réguliers, de morphologie normale. Le flutter peut être paroxystique ou permanent.

Étiologie et complications

Flutters et fibrillations auriculaires se voient surtout au cours des valvulopathies mitrales, des péricardites, du cœur pulmonaire aigu ou chronique, de l'infarctus du myocarde. Le risque majeur de ces troubles du rythme, surtout au cours de la fibrillation auriculaire, est la formation d'une thrombose intra-auriculaire gauche avec le risque d'embolie artérielle, cérébrale, des membres...

Traitement

Fibrillation auriculaire paroxystique

Parfois la crise cède après traitement antiarythmique (amiodarone ou bêtabloquant). Dans tous les cas, le malade doit recevoir un traitement anticoagulant. Plusieurs médicaments antiarythmiques peuvent être utilisés pour prévenir les rechutes : flécainide, propafénone, cibenzoline, amiodarone.

Fibrillation auriculaire permanente

Elle nécessite aussi un traitement anticoagulant. Le choc électrique externe permet souvent le retour au rythme sinusal, mais il peut être inefficace sur les fibrillations anciennes, au cours desquelles on se contente de ralentir le rythme cardiaque par les bêtabloquants ou le vérapamil.

Flutter auriculaire

C'est sensiblement le même traitement : anticoagulants dans tous les cas, antiarythmiques identiques à ceux utilisés dans la fibrillation pour le flutter paroxystique, choc électrique externe ou stimulation auriculaire à fréquence rapide par sonde d'entraînement électrosystolique dans le flutter permanent. Prévention des rechutes par antiarythmiques ou ablation par radiofréquence.

Troubles du rythme ventriculaire

Extrasystoles ventriculaires

Ce sont des systoles ventriculaires prématurées, prenant naissance dans la paroi ventriculaire droite ou gauche. Sur l'électrocardiogramme (FIG. 2), le complexe QRS n'est pas précédé d'une onde P et sa morphologie est différente des autres complexes QRS, plus ample et élargie.

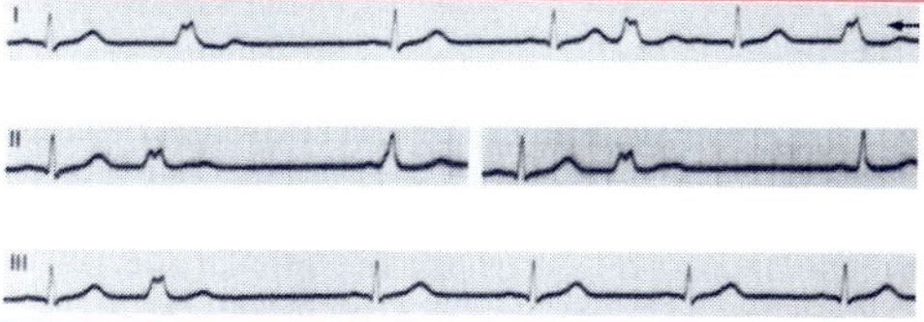

FIG. 2 Extrasystoles ventriculaires
Remarquer les complexes QRS élargis, de morphologie différente des complexes normaux, fins. (D'après Puech P., Cabasson J. Extrasystoles. *Encycl Méd Chir*, Paris, 1975.)

Un certain nombre d'extrasystoles ventriculaires sont bénignes (ou survenant au cours de l'anxiété, de l'absorption d'alcool ou de café). Elles s'accompagnent souvent pour le patient d'une sensation de palpitation. Mais leur survenue au cours de certaines cardiopathies ou de situations métaboliques particulières impose une surveillance et un traitement antiarythmique, car elles peuvent précéder un trouble du rythme plus grave.

Le traitement initial est bien entendu celui de la cardiopathie ou du trouble métabolique sous-jacent.

Tachycardie ventriculaire

C'est un trouble du rythme extrêmement grave, constitué d'une suite d'extrasystoles ventriculaires rapides, à plus de 150/min (FIG. 3). Cliniquement, la tolérance de ce trouble du rythme est le plus souvent mauvaise, avec syncope, choc cardiogénique. La tachycardie ventriculaire survient dans la majorité des cas sur une cardiopathie préexistante (insuffisance coronarienne, anévrisme du ventricule gauche, myocardite, myocardiopathie) ou au cours de désordres métaboliques (hypoxie, acidose, hypokaliémie). Elle peut également survenir au cours de certaines explorations, certaines intoxications médicamenteuses (digitaliques et quinidiniques).

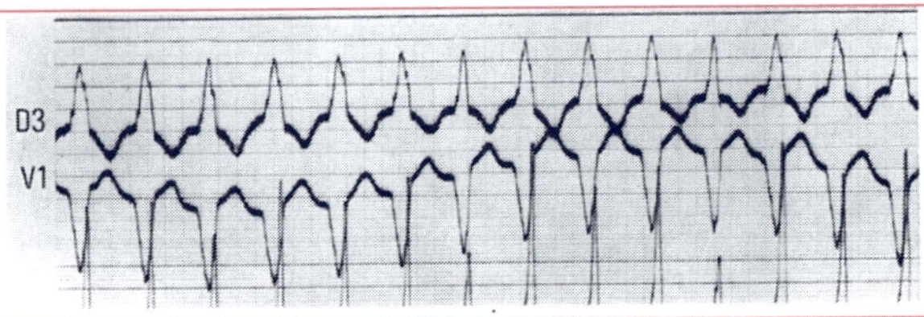

FIG. 3 **Tachycardie ventriculaire**
Noter les complexes QRS élargis, à la fréquence de 165/min. (D'après Puech P. Tachycardies ventriculaires. *Encycl Méd Chir*, Paris, 1974.)

Le traitement est urgent : mise en place d'une voie d'abord veineuse, mise en charge du défibrillateur et mise en place du chariot d'urgence. La crise de tachycardie ventriculaire peut être réduite par certains médicaments : lidocaïne ou amiodarone par voie intraveineuse par exemple. En cas d'échec, choc électrique externe, qui ramène en règle un rythme sinusal. À ce traitement, il est indispensable d'associer la lutte contre l'hypoxie, l'acidose...

Fibrillation ventriculaire

Elle est plus redoutable encore, car elle est inefficace hémodynamiquement, réalisant un état de mort apparente. Sur l'électrocardiogramme, elle s'inscrit comme une activité chaotique, précédant le tracé plat (FIG. 4). Les circonstances

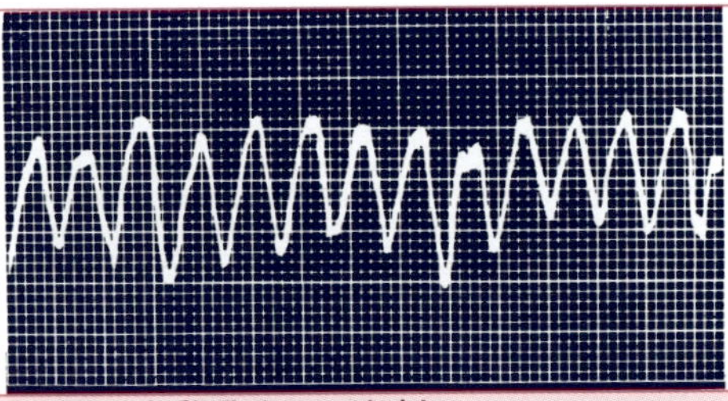

FIG. 4 **Accès typique de fibrillation ventriculaire**
Fibrillation ventriculaire chez un malade porteur d'un stimulateur interne.

de survenue sont identiques à celles de la tachycardie ventriculaire à laquelle elle succède souvent (*cf.* « Choc cardiogénique », chap. 12). La torsade de pointe est une forme de fibrillation ventriculaire spontanément réversible, un peu moins grave, caractérisée sur le tracé électrocardiographique par des complexes ventriculaires dont l'axe change progressivement, de sorte que le complexe ventriculaire semble s'enrouler autour de la ligne isoélectrique. Elle est fréquemment la conséquence de troubles électrolytiques (hypokaliémie).

7 Cardiopathies valvulaires acquises

Généralités

Les cardiopathies valvulaires acquises sont fréquentes : environ 25 % des maladies du cœur. Deux orifices sont essentiellement atteints, séparément ou en association, les orifices mitral et aortique, plus rarement l'orifice tricuspide.

Types de dysfonctionnement valvulaire

Deux types peuvent être observés :

• soit un défaut d'ouverture des valves, avec gêne au passage du sang à travers l'orifice qui est sténosé : c'est le **rétrécissement**, toujours organique, c'est-à-dire avec des lésions anatomiques du tissu valvulaire ;

• soit un défaut de fermeture des valves, avec occlusion incomplète de l'orifice, ce qui entraîne une régurgitation du sang d'aval vers l'amont, c'est l'**insuffisance** qui peut être :

– organique, lorsque le tissu valvulaire présente des lésions anatomiques ;

– fonctionnelle, lorsqu'il n'existe pas de lésions anatomiques du tissu valvulaire, mais une dilatation de l'anneau sur lequel s'insèrent les valves.

Étiologies

Il peut s'agir :

- de localisations cardiaques du rhumatisme articulaire aigu ;
- d'une endocardite bactérienne ;
- d'un athérome (étiologie fréquente du rétrécissement aortique) ;
- d'un infarctus du myocarde avec rupture d'un pilier, d'un cordage entraînant une insuffisance mitrale ;
- de maladies de système : lupus érythémateux, polyarthrite rhumatoïde, spondylarthrite ankylosante ;
- de maladies du tissu conjonctif : maladie de Marfan.

RÉTRÉCISSEMENT MITRAL (RM)

C'est la réduction plus ou moins importante du calibre de l'orifice mitral, gênant le remplissage ventriculaire gauche au cours de la diastole.

Étiologies

C'est presque toujours une complication tardive du rhumatisme articulaire aigu (il est plus fréquent chez la femme que chez l'homme).

Exceptionnellement, il peut être congénital ou être dû à un orifice mitral obstrué par une tumeur (myxome de l'oreillette gauche).

Anatomopathologie du rétrécissement mitral postrhumatismal

On constate un épaississement et une induration des valves, avec soudure des commissures, un épaississement et un raccourcissement des cordages.

À ces altérations peuvent s'associer des calcifications.

Rétrécissement et insuffisance mitrale peuvent s'associer, réalisant une maladie mitrale.

Physiopathologie

Le rétrécissement constitue une gêne au passage sanguin (FIG. 1) de l'oreillette vers le ventricule gauche, au cours de la diastole. Il en résulte une augmentation de la pression dans l'oreillette gauche qui se transmet d'aval en amont dans la petite circulation : veines pulmonaires, capillaires pulmonaires, artères pulmonaires et au maximum cœur droit.

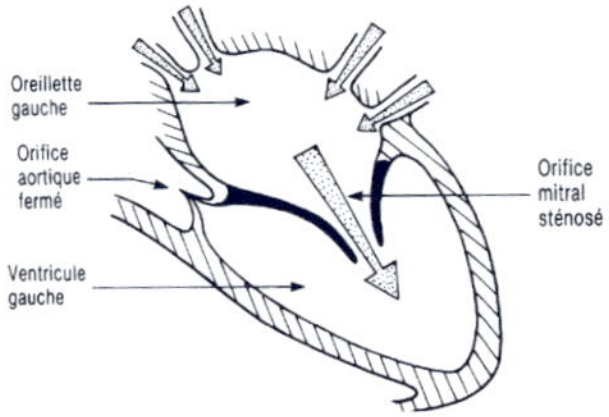

FIG. 1 Rétrécissement mitral : physiopatholgie

Signes cliniques

La physiopathologie explique que la symptomatologie est pulmonaire et au maximum cardiaque droite :

- les dyspnées, d'effort tout d'abord, augmentent au fur et à mesure que la sténose mitrale s'aggrave ;
- des dyspnées de décubitus obligent le malade à surélever la tête, à dormir demi-assis ;
- un œdème pulmonaire survient à l'effort au début, puis peut devenir nocturne.
- des hémoptysies ;
- au maximum, une insuffisance cardiaque droite.

Ces manifestations s'exacerbent lors des situations qui augmentent le débit cardiaque : effort, stress, grossesse.

L'auscultation cardiaque permet habituellement de faire le diagnostic. Bruit de roulement au cours de la diastole, précédé d'un éclat du premier bruit et se terminant par un deuxième bruit dédoublé.

Examens complémentaires

L'**électrocardiogramme** aide peu au diagnostic (arythmie fréquente) mais peut montrer une hypertrophie auriculaire gauche (en rythme sinusal).

Le **cliché thoracique** montre :

- une augmentation du volume de l'oreillette gauche, une dilatation des cavités cardiaques droites à un stade avancé ;
- des signes d'hypertension artérielle pulmonaire : grosses artères pulmonaires et augmentation de la vascularisation pulmonaire.

L'**échocardiographie** est de grande valeur, montrant :

- la perte de souplesse des valves mitrales et d'éventuelles calcifications.
- les altérations de l'appareil sous-valvulaire ;
- la dilatation de l'oreillette gauche ;
- l'éventuel retentissement sur le cœur droit. Le doppler permet d'évaluer le degré de sténose et les pressions pulmonaires.

En outre, elle permet :

- de rechercher une valvulopathie associée ;
- de déceler une thrombose intra-auriculaire gauche (possible lorsque le cœur est en arythmie par fibrillation auriculaire).

Le **cathétérisme cardiaque** permet au minimum le bilan complet de la valvulopathie et, parfois, le traitement par commissurotomie valvulaire.

Le cathétérisme droit permet de mesurer :

- les pressions cardiaques droites, artérielles pulmonaires et capillaires pulmonaires ;
- le débit cardiaque.

Le cathétérisme simultané droit et gauche permet de mesurer le gradient de pression entre le capillaire pulmonaire, reflet de la pression dans l'oreillette gauche, et la pression ventriculaire gauche, affirmant ainsi le diagnostic et appréciant la sévérité de l'atteinte valvulaire. Il permet aussi de rechercher une valvulopathie associée et de réaliser une angiographie sur laquelle on apprécie, en fonction du lieu d'injection :

- le volume auriculaire gauche ;
- le volume ventriculaire gauche et les remaniements de l'appareil sous-valvulaire ;
- la fonction ventriculaire gauche (calcul de la fraction d'éjection).

Complications

Il peut s'agir :

- de dilatation auriculaire gauche, qui favorise la survenue des troubles du rythme : extrasystoles auriculaires, flutter et fibrillation auriculaire dont la survenue marque un tournant dans l'évolution de la maladie ;
- de thrombose intra-auriculaire gauche et d'embolie artérielle, redoutées lorsque le rythme n'est plus sinusal, prévenues par le traitement anticoagulant ;
- de complications pleuro-pulmonaires : infections à répétition, œdèmes pulmonaires ;
- d'insuffisance cardiaque droite.

Traitement

Médical, symptomatique

Il comporte :

- le repos, un régime désodé ;
- un traitement diurétique de l'insuffisance cardiaque ;

• un traitement médicamenteux ou par choc électrique externe d'une arythmie complète par fibrillation auriculaire sous traitement anticoagulant systémique ;
• un traitement anticoagulant permanent lors d'une arythmie irréductible ;
• la prévention systématique d'une greffe oslérienne.

Chirurgical, curatif

Il existe plusieurs méthodes :
• commissurotomie par voie percutanée à l'aide d'un ballonnet ;
• commissurotomie à cœur ouvert : remplacement valvulaire :
– par *prothèse mécanique* : valve à disque (type Saint-Jude) ; ce type de valve nécessite un traitement anticoagulant à vie ;
– par *bioprothèse* : valve artificielle en péricarde de veau ou de porc ; le traitement anticoagulant n'est pas nécessaire mais, actuellement, la durée de vie de ces valves est en moyenne d'une dizaine d'années.

Les **indications** sont fonction de l'âge, de la sévérité de la sténose, de l'existence d'une arythmie, d'une valvulopathie associée, de calcifications, des contre-indications éventuelles au traitement anticoagulant.

Insuffisance mitrale (IM)

C'est la régurgitation du sang du ventricule dans l'oreillette gauche au cours de la systole ventriculaire, due à une occlusion incomplète de l'orifice mitral par les deux valves mitrales.

Étiologies

Il peut s'agir :
• d'une complication tardive du rhumatisme articulaire aigu, plus fréquente chez l'homme que chez la femme ;

- d'une endocardite bactérienne ;
- d'un infarctus du myocarde avec rupture d'un pilier ou d'un cordage ;
- d'une rupture isolée d'un ou de plusieurs cordages ;
- d'une insuffisance mitrale fonctionnelle par dilatation de l'orifice mitral au cours de certaines insuffisances ventriculaires gauches.

Anatomopathologie

Il peut s'agir :

- de rétractions des valves avec ou sans allongement des cordages, comme dans le rhumatisme articulaire aigu ;
- d'une distension des valves pouvant se prolaber dans l'oreillette gauche ;
- d'une rupture isolée d'un ou de plusieurs cordages ;
- d'une déchirure de valve au cours des endocardites bactériennes.

Physiopathologie

L'incontinence valvulaire mitrale entraîne, lors de la systole ventriculaire, une régurgitation anormale du sang dans l'oreillette gauche (FIG. 2). Ce reflux entraîne une dilatation auriculaire gauche. Au cours de la diastole, l'oreillette déverse dans le ventricule non seulement le sang apporté par les veines pulmonaires mais, de surcroît, le volume sanguin qui a régurgité du ventricule. Il en résulte :

- une augmentation de la pression dans l'oreillette gauche, qui retentit d'aval vers l'amont dans les veines pulmonaires, les capillaires et les artères pulmonaires et, au maximum, les cavités cardiaques droites ;
- une dilatation du ventricule gauche avec au maximum insuffisance ventriculaire gauche.

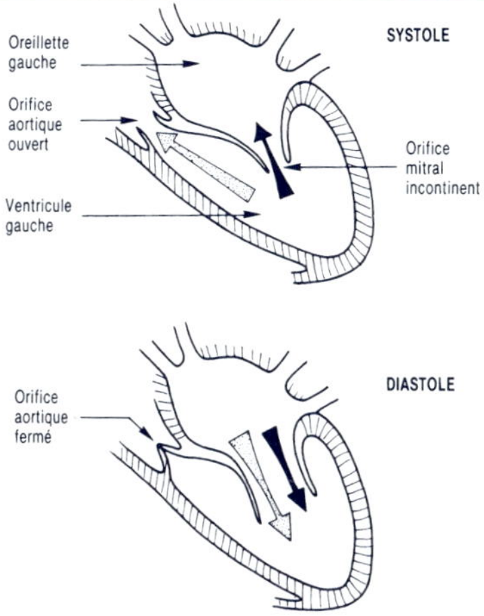

FIG. 2 **Insuffisance mitrale : physiopatholgie**

Manifestations cliniques

L'insuffisance mitrale est une valvulopathie longtemps bien tolérée et sa découverte est souvent fortuite. La physiopathologie explique la symptomatologie clinique lorsque la valvulopathie se décompense :

- une insuffisance cardiaque gauche avec dyspnée d'effort puis de repos, au maximum œdème pulmonaire aigu ;
- une insuffisance cardiaque droite, à un stade plus tardif.

L'auscultation cardiaque permet habituellement le diagnostic : souffle systolique entendu à la pointe et irradiant dans l'aisselle.

Examens complémentaires

L'**électrocardiogramme** aide peu au diagnostic. Il peut mettre en évidence une arythmie par fibrillation auriculaire, fréquente quand la valvulopathie se décompense.

Le cliché standard de la **radiographie thoracique** montre une cardiomégalie avec dilatation de l'oreillette et du ventricule gauches, au maximum une dilatation des quatre cavités cardiaques.
Il apprécie le retentissement pulmonaire, l'augmentation de la vascularisation pulmonaire, l'œdème pulmonaire au maximum.
L'examen à l'amplificateur de brillance recherche des calcifications mitrales.
Le **phonomécanogramme** permet l'enregistrement graphique des bruits et souffles entendus à l'auscultation.
L'**échocardiographie** est l'examen essentiel. Elle montre la dilatation des cavités cardiaques gauches et permet de les mesurer. Elle apprécie l'éventuel retentissement sur le cœur droit. Elle participe à l'enquête étiologique, montrant des remaniements valvulaires en faveur de l'étiologie post-rhumatismale, des végétations au cours d'une endocardite, une valve prolabée dans le cas d'une atteinte dysplasique de la valve.
Les **cathétérismes** droit et gauche permettent le bilan complet de la valvulopathie et de préciser les indications chirurgicales. L'angiographie ventriculaire gauche permet de mesurer le volume du ventricule gauche et de quantifier l'importance de la régurgitation.

Complications

La dilatation de l'oreillette gauche favorise la survenue des troubles du rythme auriculaire, extrasystoles, flutter, fibrillation auriculaire, qui marque un tournant dans l'évolution de la maladie.
Dilatation et fibrillation auriculaires favorisent la formation de thromboses intra-auriculaires, dont le risque majeur est la survenue d'embolies artérielles, cérébrales ou des membres.
Progressivement, en l'absence de traitement, l'insuffisance mitrale entraîne une insuffisance cardiaque globale.

Traitement

Médical, symptomatique

Il comporte :

- le repos, un régime désodé ;
- un traitement diurétique de l'insuffisance cardiaque auquel on associe parfois des vasodilatateurs de type inhibiteurs de l'enzyme de conversion (IEC) et des dérivés nitrés ;
- une réduction médicamenteuse ou par choc électrique externe d'une arythmie par fibrillation auriculaire ;
- un traitement anticoagulant permanent d'une arythmie irréductible, d'une thrombose intra-auriculaire ;
- la prévention d'une greffe oslérienne.

Chirurgical, curatif

C'est le remplacement valvulaire mitral (*cf. supra* « Rétrécissement mitral (RM) »).

Certaines équipes chirurgicales réalisent, lorsque l'état anatomique de la valve le permet, une plastie mitrale avec reconstitution d'une valve mitrale étanche.

Les indications sont les mêmes que celles du rétrécissement mitral.

Rétrécissement aortique valvulaire (RA)

C'est la diminution de l'ouverture des valves sigmoïdes aortiques lors de la systole, entraînant un obstacle à l'éjection ventriculaire gauche.

Étiologies

Le rétrécissement aortique est plus fréquent chez l'homme que chez la femme.

On distingue le rétrécissement aortique congénital (avec bicuspidie) du rétrécissement aortique acquis (postrhumatismal, dégénératif et athéromateux).

Anatomopathologie du rétrécissement aortique athéromateux

On constate :

- l'épaississement, l'induration, la rétraction des valves avec soudure des commissures ;
- la calcification des valves, réalisant parfois des blocs calcaires.

Physiopathologie

Pour maintenir un volume d'éjection systolique satisfaisant, le ventricule gauche doit vaincre l'obstacle que représente l'orifice aortique sténosé. Pour ce faire, le ventricule gauche s'adapte en s'hypertrophiant afin d'augmenter sa force contractile.

Au cours de l'évolution de la maladie, cette adaptation a des limites, et apparaît, au fur et à mesure de l'évolution, une insuffisance cardiaque gauche.

Manifestations cliniques

Souvent, le rétrécissement aortique est longtemps bien toléré mais peuvent apparaître :

- une angine de poitrine d'effort ;
- des syncopes d'effort, manifestations liées à l'impossibilité pour le ventricule gauche d'augmenter le débit cardiaque au cours de l'effort ;
- au maximum, insuffisance cardiaque gauche et œdème aigu du poumon.

L'auscultation cardiaque permet habituellement le diagnostic : souffle systolique au foyer aortique, irradiant dans les vaisseaux du cou (artères carotides).

Examens complémentaires

L'**électrocardiogramme** montre des signes d'hypertrophie ventriculaire gauche (indice de Sokolow) accompagnés de troubles de la repolarisation (ondes T négatives).

La **radiographie pulmonaire** montre un cœur de volume normal. Le ventricule gauche est hypertrophié, globuleux, avec dilatation de l'aorte initiale.

L'examen scopique à l'amplificateur de brillance permet la recherche de calcifications.

L'**échocardiographie** est l'examen essentiel qui permet :

• de confirmer le siège orificiel de la sténose ;

• de mesurer :

– l'ouverture des sigmoïdes aortiques ;

– l'épaisseur du myocarde (témoin direct de l'hypertrophie) et la taille du ventricule gauche ;

• de rechercher une valvulopathie associée. Le doppler évalue le gradient transaortique et la surface valvulaire ;

• de préciser l'enquête étiologique : anomalie congénitale (bicuspidie) par exemple.

Le **cathétérisme cardiaque gauche** permet le bilan complet de la valvulopathie :

• il mesure le gradient de pression entre le ventricule gauche et l'aorte lors de la systole (lorsque le franchissement de la valve est possible) ;

• il mesure la taille du ventricule gauche et sa cinétique ;

• il permet d'opacifier les artères coronaires (coronarographie lors du bilan préopératoire).

Complications

Elles peuvent être les suivantes :

• la mort subite, qui est le risque majeur ;

• une douleur d'angine de poitrine ;

• une insuffisance cardiaque gauche, puis globale irréductible.

Traitement

Médical

Le rétrécissement aortique est souvent longtemps bien toléré. La course à pied, les sports violents et de compétition sont à déconseiller en raison du risque de mort subite.
Un traitement diurétique n'est indiqué qu'en présence de signes d'insuffisance cardiaque gauche.

Chirurgical

C'est le remplacement valvulaire aortique.
Les indications de remplacement valvulaire aortique sont larges, peu influencées par l'âge. Le problème est le choix de la date d'intervention. Il est souhaitable d'opérer avant l'apparition de signes d'insuffisance cardiaque gauche, en sachant que le risque opératoire est d'environ 5 % lorsque celle-ci est absente, et s'élève à 25 % dans le cas contraire.

INSUFFISANCE AORTIQUE (IA)

C'est le reflux anormal du sang de l'aorte vers le ventricule gauche au cours de la diastole ventriculaire.

Étiologies

Il peut s'agir :
- d'un rhumatisme articulaire aigu (dans 75 % des cas) ;
- d'une endocardite bactérienne ;
- d'une dissection aortique ;
- d'une insuffisance aortique fonctionnelle par dilatation de l'orifice aortique (secondaire à une hypertension artérielle ou à une maladie ectasiante de l'aorte initiale) ;
- d'une aortite syphilitique (de plus en plus rare) ;
- de certaines maladies de système : polyarthrite rhumatoïde, lupus érythémateux, spondylarthrite ankylosante.

Anatomopathologie

En dehors des rares insuffisances aortiques fonctionnelles, les altérations des valves rencontrées au cours de l'insuffisance aortique postrhumatismale sont :

- des rétractions et la perte de substance des valves ;
- le capotage d'une valve ;
- parfois des calcifications.

Physiopathologie

Au cours de la diastole, l'incontinence des valves sigmoïdes entraîne une régurgitation du sang de l'aorte vers le ventricule gauche (FIG. 3). Ainsi, au cours de la diastole, le ventricule gauche reçoit non seulement le sang venu de l'oreillette gauche mais, de surcroît, le volume du sang qui a régurgité de l'aorte vers le ventricule.

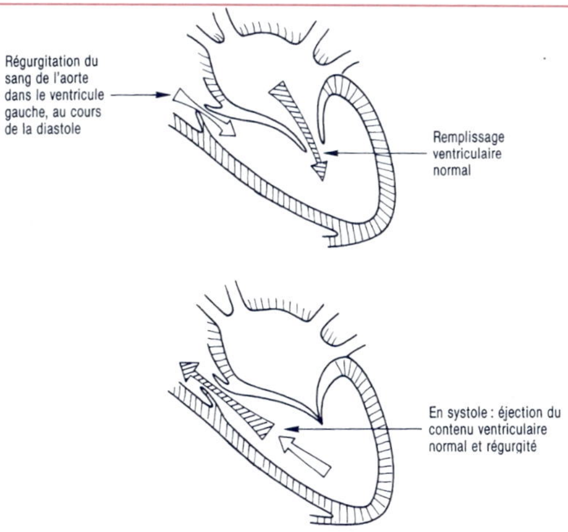

FIG. 3 Insuffisance aortique : physiopatholgie

Il en résulte une dilatation ventriculaire gauche puis, au maximum, une insuffisance ventriculaire gauche.
Rétrécissement et insuffisance aortique peuvent coexister, réalisant une maladie aortique.

Signes cliniques

Les signes qui peuvent amener à la découverte d'une insuffisance aortique sont parfois minimes : céphalées, vertiges, lipothymies, ou parfois des signes plus sévères d'insuffisance cardiaque gauche : dyspnées d'effort puis de repos, au maximum œdème aigu du poumon, angor d'effort ou angor spontané nocturne.
L'auscultation cardiaque permet le diagnostic : souffle diastolique au foyer aortique irradiant au bord gauche du sternum.
Les signes périphériques peuvent évoquer à eux seuls le diagnostic : pouls périphériques amples, les artères « dansent » sous la peau ; élargissement de la pression artérielle différentielle : pression systolique normale et pression diastolique abaissée, parfois imprenable.

Examens complémentaires

L'**électrocardiogramme** montre des signes de surcharge diastolique du ventricule gauche.
La **radiographie thoracique** montre :
- sur le cliché standard : une dilatation du ventricule gauche et de l'aorte initiale ;
- en amplificateur de brillance, éventuellement des calcifications.

L'**échocardiographie** est l'examen essentiel permettant d'analyser l'état de la valve, la présence de calcifications, une bicuspidie, une dilatation de l'anneau valvulaire et l'existence d'une dissection. Il permet de mesurer les dimensions du ventricule gauche. Le doppler montre la fuite, sa direction et évalue son importance.

Le **cathétérisme cardiaque gauche** permet de faire le bilan de la valvulopathie. Il montre une élévation de la pression ventriculaire gauche à la fin de la diastole et la chute de la pression aortique diastolique. L'angiographie aortique sus-sigmoïdienne permet de visualiser et de quantifier la régurgitation aortique.

Une **coronarographie** est réalisée presque systématiquement dans le bilan préopératoire afin de rechercher une insuffisance coronarienne organique.

Complications

Elles sont fonction de l'importance et de l'ancienneté de la fuite aortique :

- des douleurs d'angine de poitrine d'effort ou de repos, voire un infarctus du myocarde ;
- une insuffisance cardiaque gauche progressive puis une insuffisance cardiaque globale ;
- une greffe oslérienne ;
- une mort subite.

Traitement

Médical

Lorsque l'insuffisance aortique est bien tolérée, on se contente d'une prévention de l'endocardite.

Lorsque des signes de mauvaise tolérance apparaissent, le traitement diurétique associé aux IEC n'est que palliatif, le véritable traitement étant alors chirurgical.

Chirurgical

Les indications du traitement chirurgical sont larges, le véritable problème est le choix du moment de l'intervention lorsque l'insuffisance aortique est encore bien tolérée, en sachant que le risque opératoire n'est jamais nul. Il consiste en un remplacement par prothèse mécanique ou biologique.

Insuffisance tricuspidienne (IT)

C'est la régurgitation du sang du ventricule droit dans l'oreillette droite au cours de la systole ventriculaire, due à une occlusion incomplète de l'orifice tricuspide par les valves tricuspides.

Étiologies

Il peut s'agir :

- d'une insuffisance tricuspidienne organique :
  - postrhumatismale le plus souvent ;
  - endocardite bactérienne, chez les toxicomanes le plus souvent ;
- d'une insuffisance tricuspidienne fonctionnelle : par dilatation de l'orifice tricuspide, au cours de certaines insuffisances cardiaques droites.

Physiopathologie

Au cours de la systole ventriculaire, le sang est éjecté non seulement vers l'artère pulmonaire mais anormalement vers l'oreillette droite, à travers l'orifice tricuspide incontinent.

Au cours de la diastole, l'oreillette déverse dans le ventricule droit non seulement le sang venu du système veineux périphérique mais, de surcroît, le volume du sang qui a régurgité du ventricule vers l'oreillette droite.

Il en résulte :

- une dilatation de l'oreillette droite et du ventricule droit ;
- une augmentation de la pression dans le système veineux périphérique.

Manifestations cliniques

L'insuffisance tricuspidienne est recherchée systématiquement devant toute cardiopathie gauche qui retentit sur le

ventricule droit : rétrécissement ou insuffisance mitrale, et devant toute insuffisance cardiaque droite.
Par ailleurs, l'attention est attirée par une turgescence des veines jugulaires au cou, une hépatomégalie, des œdèmes des membres inférieurs. L'auscultation met en évidence un souffle systolique qui augmente à l'inspiration profonde (cette manœuvre augmente l'intensité du souffle en augmentant le retour veineux).

Examens complémentaires

L'**électrocardiogramme** montre une hypertrophie auriculaire droite. Souvent, il existe une fibrillation auriculaire.
La **radiographie thoracique** montre une dilatation de l'oreillette et du ventricule droits.
L'**échocardiographie** permet de mesurer la dilatation du ventricule droit et fait partie de l'exploration de la cardiopathie causale.

CARDITE RHUMATISMALE

Les localisations cardiaques du rhumatisme articulaire aigu (RAA) font toute la gravité de cette maladie inflammatoire due au streptocoque (streptocoque A bêta-hémolytique).
Ces localisations peuvent survenir dans toutes les formes de RAA mais sont rares après 20-25 ans. Seule la surveillance prolongée des enfants suspects de RAA permet de les découvrir et de diagnostiquer l'apparition de séquelles.
Les trois tuniques cardiaques peuvent être atteintes.

Atteinte de l'endocarde

Les valves du cœur gauche, mitrale et aortique, sont plus volontiers atteintes que celles du cœur droit et entraînent, à la période aiguë, beaucoup plus souvent des insuffisances valvulaires que des rétrécissements.

Cette atteinte se manifeste par l'apparition d'un souffle diastolique d'insuffisance aortique, d'un souffle systolique d'insuffisance mitrale.
Les rétrécissements valvulaires apparaissent plus tardivement, à la période des séquelles.

Atteinte du myocarde

Le plus souvent cliniquement latente, elle peut se traduire par des troubles de la conduction intracardiaque, dépistés par la surveillance de l'électrocardiogramme.
Au cours des formes graves, la myocardite peut se manifester par une insuffisance cardiaque gauche ou globale.

Atteinte du péricarde

Elle est parfois signalée par des douleurs thoraciques, augmentées par l'inspiration profonde.
L'auscultation met en évidence un frottement péricardique.
La radiographie thoracique montre le cœur augmenté de volume. L'échocardiographie peut visualiser l'épanchement.
Il existe des anomalies à l'électrocardiogramme.
Le pronostic à court terme dépend de l'atteinte endocardique et myocardique ; la péricardite guérit toujours.

Complications

À court terme, il faut craindre :
- une atteinte valvulaire aiguë avec insuffisance cardiaque aiguë ;
- une rechute à l'arrêt du traitement anti-inflammatoire.

À long terme, une surveillance rigoureuse et prolongée est indispensable afin de dépister :
- une rechute ;
- une séquelle : insuffisance ou rétrécissement valvulaire ;

• une greffe bactérienne, réalisant une endocardite d'Osler, dont le traitement doit être essentiellement prophylactique.

Traitement

À la phase aiguë :

• le repos absolu ;

• de la pénicilline G, 1 à 2 millions d'unités/24 h pendant 10 jours, puis mise en route de la prophylaxie ;

• une corticothérapie : prednisone (2 mg/kg) pendant 4 à 8 semaines en fonction de la gravité puis diminuée très progressivement ;

• le traitement d'une éventuelle insuffisance cardiaque.

Prophylaxie, poursuivie 5 ans au minimum :

• soit par benzathine-benzylpénicilline (1,2 million d'unités tous les 15 jours en intramusculaire), soit par pénicilline orale (Oracilline® : 300 000 unités chaque jour) ;

• le traitement antibiotique par pénicilline de toute infection dentaire ou ORL.

ENDOCARDITES BACTÉRIENNES

L'endocardite infectieuse est la greffe d'un germe microbien sur l'endocarde.

Il s'agit d'une maladie infectieuse et immunologique. L'agent infectieux, en se greffant sur l'endocarde, et plus volontiers sur l'endocarde qui tapisse les valves cardiaques, provoque une réaction inflammatoire et la formation de végétations. Le tissu valvulaire se fragilise et des mutilations (perte de substance) valvulaires apparaissent.

Parallèlement, la mise en route des défenses de l'organisme entraîne des réactions immunologiques (les manifestations rénales de la maladie en sont un exemple).

L'endocardite infectieuse peut revêtir trois aspects.

Forme subaiguë classique

Clinique

Un syndrome infectieux avec fièvre persistante, souvent peu élevée, aux environs de 38-38,5 °C, s'installe insidieusement.

L'installation de cette fièvre chez un malade porteur d'une valvulopathie connue, ou l'apparition d'un souffle chez un sujet jusqu'alors indemne, évoque d'emblée le diagnostic et impose la pratique d'hémocultures immédiates.

Certains signes étayent le diagnostic :

- la présence d'une splénomégalie ;
- des nodules douloureux des extrémités (faux panaris d'Osler).

Examens complémentaires

Les **hémocultures** sont le maître examen, ensemencées sur milieux aéro-anaérobie, avant toute antibiothérapie, de préférence au moment d'une poussée fébrile, d'un frisson. Leur positivité affirme le diagnostic et permet de préciser le germe en cause :

- un streptocoque (le plus souvent) ;
- un entérocoque ;
- un staphylocoque ;
- un bacille Gram négatif, plus rarement dans cette forme subaiguë.

Une fois le germe mis en évidence, il faut tester au laboratoire sa sensibilité aux antibiotiques par un antibiogramme et par l'étude du pouvoir bactéricide des antibiotiques pris isolément et en association.

La vitesse de sédimentation est souvent augmentée.

Les **échocardiographies transthoracique et transœsophagienne** apportent un argument majeur au diagnostic lorsqu'elles montrent la présence de végétations valvulaires. Elles participent en outre au bilan de la valvulopathie sous-jacente.

La **recherche de la porte d'entrée du germe** est un temps essentiel.

Elle peut être :

- dentaire et responsable d'endocardites à streptocoque ; l'examen stomatologique et ORL (sinusite) spécialisé est indispensable ;
- urinaire : examen cytobactériologique des urines systématique ;
- cutanée : plaie infectée, furonculose négligée et responsable d'endocardites à staphylocoques ; piercing ;
- digestive, colique et rectale, responsable d'endocardites à entérocoque et bacille Gram négatif ; plus rarement, dans cette forme, la porte d'entrée est iatrogène (cathéter, endoscopie) ;
- d'origine inconnue dans 80 % des cas.

Évolution

Sous traitement, elle est suivie sur :

- la courbe thermique ;
- l'état cardiovasculaire, clinique, radiographique et échocardiographique ;
- la VS, la CRP et les hémocultures ;
- la courbe de poids.

L'évolution est le plus souvent favorable. L'apyrexie est obtenue en quelques jours, l'état cardiovasculaire demeure stable.

Parfois, elle est moins favorable, la fièvre persiste (nécessitant la recherche de la persistance du germe au niveau de la porte d'entrée) et des complications peuvent apparaître :

- une complication thromboembolique ;
- une infection sur cathéter (qui doit être retiré et mis en culture) ;
- une intolérance et la résistance aux antibiotiques (nécessitant de nouvelles hémocultures et l'étude du pouvoir bactéricide du sérum) ;

• une aggravation de la valvulopathie avec retentissement hémodynamique grave (apparition d'une insuffisance cardiaque) ;
• des accidents vasculaires : anévrismes artériels, embolies artérielles pouvant toucher tous les territoires :
– cérébraux (hémiplégies...) ;
– viscéraux (infarctus rénal...) ;
– membres (ischémie aiguë).

Endocardites aiguës

Elles réalisent une septicémie typique, survenant sur un endocarde sain ou pathologique.
La porte d'entrée est volontiers iatrogène : cathéter de perfusion, chirurgie septique.
Les germes en cause sont avant tout le staphylocoque et les bacilles Gram négatif.
L'évolution est souvent grave, en rapport avec la rapidité de survenue des mutilations valvulaires et la défaillance hémodynamique qui en résulte.

Endocardites sur prothèses valvulaires

Elles peuvent être :
• soit précoces, dans les deux mois après la chirurgie cardiaque, volontiers à staphylocoques et d'évolution aiguë ;
• soit tardives, volontiers à streptocoque ou entérocoque et d'évolution subaiguë.
Le risque majeur est celui de la désinsertion de la prothèse dont l'existence rend plus difficile la stérilisation.

Deux cas particuliers

Les **endocardites du cœur droit** (valve tricuspide plus souvent que pulmonaire) surviennent fréquemment chez l'héroïnomane. La porte d'entrée est une thrombophlébite suppurée au point d'injection.

Les **endocardites à hémocultures négatives** :
- soit une antibiothérapie intempestive a suffit à négativer les hémocultures sans pour autant guérir l'endocardite ;
- soit elles doivent faire évoquer une endocardite à levures et l'ensemencement sur milieux appropriés est nécessaire.

Traitement

Médical avant tout

L'antibiothérapie est débutée dès les hémocultures réalisées.

Avant leur résultat, schématiquement, on utilise l'association pénicilline-aminoside, sauf si une porte d'entrée particulière laisse supposer un germe résistant : entérocoque, staphylocoque, bacille Gram négatif.

En fonction des résultats des hémocultures et de l'étude de la sensibilité du germe aux antibiotiques, l'association médicamenteuse est poursuivie ou modifiée. Habituellement :
- pour le streptocoque : pénicilline G-aminoside ;
- pour l'entérocoque : ampicilline-aminoside ;
- pour le staphylocoque : soit pénicilline semi-synthétique-aminoside, soit céphalosporine-aminoside, soit vancomycine seule ou associée à un aminoside.

L'antibiothérapie est administrée :
- en continu par voie veineuse et intramusculaire ;
- à doses élevées ;
- prolongée jusqu'à 40 jours ou 6 semaines d'apyrexie.

Elle nécessite une surveillance adaptée en fonction des effets secondaires propres à chacun des antibiotiques utilisés.

Chirurgical

Il est d'indication difficile, mais très souvent incontournable. En général, une antibiothérapie le précède, mais l'urgence hémodynamique ou infectieuse peuvent conduire à une intervention en urgence.

Malgré le traitement, les endocardites infectieuses demeurent une affection particulièrement grave dont la mortalité reste voisine de 30 %.

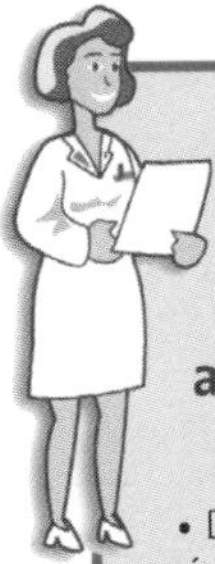

Soins infirmiers

Soins à apporter aux personnes atteintes de cardiopathies valvulaires

Surveiller et administrer les prescriptions médicales

- Dépister les signes en faveur d'une urgence et alerter le médecin.
- Prendre les constantes à l'arrivée du patient et au cours du suivi.
- Surveiller le rythme respiratoire, le pouls, la pression artérielle, la température.

Administrer les prescriptions médicamenteuses

- Assurer la surveillance spécifique à chacun des traitements ; contribuer notamment à la surveillance de la tolérance d'un traitement anticoagulant et à l'éducation du patient.
- En cas de cathétérisme cardiaque, assurer la préparation ainsi que la surveillance rigoureuse du patient après l'exploration.
- Sur prescription médicale écrite ou en application d'un protocole écrit :

– mettre en place une voie veineuse ;
– réaliser les prélèvements pour les examens biologiques et les hémocultures ;
– enregistrer un ECG.

Observer et éduquer le patient

- Préparer le patient en vue d'une intervention chirurgicale sur les valves cardiaques et assurer la surveillance au retour du bloc opératoire.

- Surveiller l'apparition de signes en faveur d'une endocardite infectieuse d'Osler.
- Contribuer à assurer la prévention de l'endocardite d'Osler.
- Rappeler au patient la nécessité d'un suivi médical régulier et d'une prise d'antibiotiques en cas d'infections ; lui expliquer, ainsi qu'à sa famille, les mesures de prévention à prendre lors de soins dentaires ou la réalisation d'explorations.

8 Péricardites

Une péricardite est une inflammation des membranes qui enveloppent le cœur.

Physiopathologie

Après une phase de péricardite appelée sèche, purement inflammatoire, à l'origine des douleurs thoraciques, survient une phase de péricardite liquidienne au cours de laquelle se constitue un épanchement liquidien entre les deux feuillets péricardiques. Le volume de cet épanchement est variable, pouvant atteindre un litre.

Cet épanchement, lorsqu'il est abondant et de constitution rapide, peut gêner le remplissage du cœur au cours de la diastole. Cette gêne au remplissage entraîne, en amont des cavités droites, une hyperpression veineuse avec au maximum des signes d'insuffisance cardiaque droite, en aval des cavités gauches, une diminution du débit cardiaque par diminution du volume de remplissage du ventricule gauche. Ce tableau clinique réalise une tamponnade.

Au cours de certaines maladies, l'épanchement liquidien péricardique est de très faible abondance, mais le péricarde s'épaissit considérablement, se transformant en un sac inextensible, parfois calcifié. Il s'agit alors d'une péricardite chronique constrictive.

Péricardites aiguës

Clinique

La douleur thoracique alarme le plus souvent le malade. Elle peut simuler en tout point une douleur d'angine de poitrine mais deux caractères lui sont particuliers :

- son accentuation lors de l'inspiration profonde ;
- sa disparition ou son atténuation en position assise, penchée en avant.

Parfois, cette douleur ne constitue qu'une gêne thoracique, sans particularité. Une fièvre est fréquente (fonction de l'étiologie).

L'auscultation cardiaque affirme souvent le diagnostic lorsqu'elle retrouve un frottement péricardique, bruit perçu en plus des bruits normaux du cœur, lié au frottement des deux feuillets péricardiques l'un contre l'autre. On recherche des signes de mauvaise tolérance : tachycardie, pression artérielle pincée, signes d'insuffisance cardiaque droite.

Examens complémentaires

L'**électrocardiogramme** montre :

- un microvoltage ;
- des troubles de la repolarisation ventriculaire dont l'évolution est caractéristique.

L'**échocardiographie** permet d'affirmer le diagnostic, en montrant la présence de liquide entre les deux feuillets péricardiques. Elle participe en plus à la recherche de signes de mauvaise tolérance de l'épanchement et à sa surveillance.

Parfois, une **ponction-biopsie péricardique** chirurgicale, par voie sous-xyphoïdienne, est indiquée, permettant une analyse chimique, bactériologique et cytologique de l'épanchement et une analyse anatomopathologique du péricarde.

Évolution

Elle est en grande partie fonction de l'étiologie de la péricardite. Mais une complication majeure peut toujours survenir : la tamponnade.

Étiologies

Péricardites aiguës idiopathiques

Ce sont les plus fréquentes, elles surviennent plus volontiers chez l'homme à tous les âges.

Il est probable qu'une majeure partie d'entre elles est d'origine virale, bien que l'enquête virologique demeure souvent négative. Lorsqu'un virus est mis en évidence, il s'agit souvent du virus de la grippe (*Myxovirus influenzae*), d'un virus Coxsackie, d'un virus syncytial respiratoire ou d'un adénovirus...

Elles s'accompagnent fréquemment d'une pleurésie séro-fibrineuse.

L'évolution est favorable, sans séquelle, mais des rechutes sont possibles.

Péricardite aiguë et rhumatisme articulaire aigu

Une péricardite aiguë est fréquente au cours du rhumatisme articulaire aigu. Son évolution est bénigne par rapport à la gravité des atteintes myocardiques et valvulaires.

Péricardites aiguës au cours de l'infarctus du myocarde

Elles sont de deux types :

- les péricardites survenant au cours des dix premiers jours de l'infarctus : elles traduisent l'inflammation du péricarde au contact de la zone de nécrose ; la survenue de douleurs thoraciques fait toujours craindre un angor séquellaire ou une récidive d'infarctus ; leur évolution est favorable en quelques jours le plus souvent ;
- les péricardites survenant tardivement, de deux semaines à quatre mois après l'infarctus : elles réalisent le syndrome

postinfarctus, d'étiologie inconnue, associant aux douleurs thoraciques de la péricardite des douleurs aux épaules, de la fièvre ; leur évolution est lente, avec possibilité de rechute. On rapproche du syndrome postinfarctus les péricardites survenant entre la deuxième semaine et le quatrième mois après une chirurgie cardiaque. Leur évolution est identique.

Péricardites aiguës tuberculeuses

Celles-ci sont devenues exceptionnelles depuis la prophylaxie de la tuberculose par le BCG et le traitement antituberculeux des primo-infections. Ces péricardites sont très graves du fait :

- de la dissémination possible de la maladie à d'autres appareils (poumon, péritoine...) ;
- du risque de tamponnade ;
- du risque à long terme de péricardite chronique constrictive.

Péricardites aiguës des maladies de système

Elles peuvent survenir dans le cadre de ces maladies et les révéler : lupus érythémateux disséminé, polyarthrite rhumatoïde. Nous citerons également les péricardites aiguës après radiothérapie du médiastin, les péricardites aiguës au cours de l'insuffisance rénale chronique, les péricardites néoplasiques et de l'hypothyroïdie.

Péricardites purulentes

Elles sont rares. Elles surviennent dans un contexte d'infection pleuro-pulmonaire, en général grave. Les germes responsables sont surtout le staphylocoque, le pneumocoque, *Haemophilus influenzae*.

Traitement

La surveillance des malades atteints de péricardite doit être particulièrement rigoureuse afin de dépister au plus tôt la survenue de la complication majeure qu'est la tamponnade. Il faut savoir que toute mobilisation du patient doit être extrêmement prudente, pouvant décompenser un état jusqu'alors précaire.

Certains traitements sont formellement contre-indiqués, en particulier les anticoagulants (antivitamine K ou héparinique). Ils peuvent entraîner un hémopéricarde par saignement intrapéricardique avec risque majeur de tamponnade.

Les anti-inflammatoires non stéroïdiens (aspirine, indométacine, etc.) calment la douleur et ont un effet antipyrétique sans gêner l'interprétation des examens complémentaires à visée étiologique.

En effet, le véritable traitement est celui de la cause de la péricardite aiguë :

- traitement anti-inflammatoire non stéroïdien des péricardites aiguës idiopathiques, virales et au cours de l'infarctus du myocarde ;
- corticothérapie au cours des péricardites des maladies de système, du syndrome postinfarctus et postchirurgie cardiaque ;
- traitement antituberculeux et corticothérapie au cours des péricardites tuberculeuses ;
- antibiothérapie adaptée au germe retrouvé au cours des péricardites purulentes.

Tamponnade

Clinique

Le plus souvent, la tamponnade est subaiguë, réalisant le tableau d'une insuffisance cardiaque globale inquiétante et d'évolution rapide :

- signes d'insuffisance cardiaque gauche, tachycardie, chute de la pression artérielle, polypnée et dyspnée de décubitus ;

• signes d'insuffisance cardiaque droite, turgescence des veines jugulaires, hépatomégalie douloureuse ;
• à ces signes s'ajoute l'existence d'un pouls paradoxal (diminution de l'amplitude du pouls lors de l'inspiration profonde).

Diagnostic

Lorsqu'ils sont réalisables en urgence, certains examens vont rapidement le confirmer :
• l'échocardiographie montre l'écrasement des cavités cardiaques par l'épanchement péricardique ;
• le cathétérisme droit montre l'hyperpression veineuse et la gêne au remplissage diastolique du ventricule droit.

Traitement

Il est urgent : c'est la ponction péricardique à l'aiguille par voie xyphoïdienne, après anesthésie locale et en respectant une asepsie rigoureuse. La progression de l'aiguille est suivie à l'amplificateur de brillance ou à l'échocardiographie.
Des prélèvements sont effectués pour analyse chimique, bactériologique et cytologique du liquide péricardique.
L'effet de la ponction péricardique est immédiat :
• soulagement du malade ;
• remontée de la pression artérielle, diminution de la tachycardie et de la pression veineuse ;
• parfois l'amélioration apportée par la ponction est incomplète, le risque de récidive est grand, c'est alors l'indication d'un drainage chirurgical en urgence.

PÉRICARDITES CHRONIQUES CONSTRICTIVES

Le tableau clinique est celui d'une grande insuffisance cardiaque droite chronique. Le diagnostic repose sur l'échocardiographie et le cathétérisme droit. Le traitement est chirurgical : décortication péricardique la plus large possible. L'étiologie de ces péricardites chroniques est essentiellement la tuberculose.

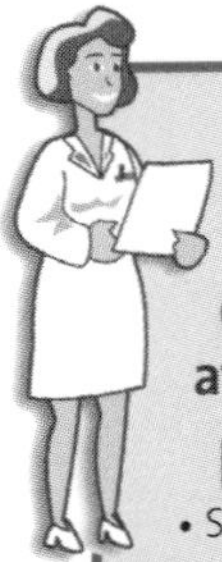

Soins infirmiers

Soins à apporter aux personnes atteintes de péricardite

Assurer une surveillance rigoureuse du patient

• Surveiller le patient pour dépister les signes en faveur d'une mauvaise tolérance d'un épanchement péricardique ; surveiller la douleur d'une péricardite aiguë (douleur, dyspnée, tachycardie, hypotension artérielle...).
• Prendre les constantes à l'arrivée du patient et au cours de la maladie.
• Sur prescription médicale écrite ou en application d'un protocole écrit :
– mettre en place une voie veineuse ;
– réaliser les prélèvements pour les examens biologiques et les hémocultures ;
– enregistrer un ECG ;
– monitorer le patient.

Contribuer à la réalisation des examens complémentaires (échographie, cathétérisme...)

• Assurer la préparation et la surveillance spécifique aux investigations prescrites (surveillance de cathéter).
• Administrer les prescriptions médicamenteuses.
• Assurer la surveillance spécifique à chaque traitement (par exemple, tolérance digestive des anti-inflammatoires).
• Inscrire les transmissions significatives dans le dossier de soins.
• Favoriser le repos du patient.

Angine de poitrine

L'angine de poitrine est un syndrome douloureux thoracique traduisant une insuffisance coronarienne. La sténose d'un ou de plusieurs troncs coronaires par l'athérosclérose en est la cause la plus fréquente.

Physiopathologie

Le travail cardiaque nécessite une consommation importante d'oxygène, apporté au myocarde par les artères coronaires. Au cours de l'effort, afin d'augmenter l'apport en oxygène nécessaire à l'augmentation du travail cardiaque, il se produit une tachycardie et une augmentation du débit coronaire.

Lorsque le débit coronaire ne peut plus s'adapter à la demande en oxygène du myocarde, il se produit une ischémie myocardique dont la traduction clinique est une douleur thoracique. Cette inadaptation peut ne se produire qu'à l'effort (angor d'effort) ou survenir au repos (angor de repos).

Étiologies

Le plus souvent, ce sont des sténoses artérielles athéromateuses responsables d'une diminution du débit sanguin coronaire. Plus rarement, c'est un spasme artériel qui entraîne une chute du débit coronaire. Les deux mécanismes peuvent être associés.

Parfois, la baisse du **débit coronaire** est consécutive à une baisse du débit cardiaque, au cours d'une sténose ou d'une insuffisance aortique par exemple.

La maladie coronarienne est étroitement liée à l'athérosclérose. Les facteurs de risque de la maladie athéromateuse sont donc fréquemment retrouvés chez le coronarien :

- hypertension artérielle ;
- diabète et hyperlipidémie ;
- obésité et sédentarité ;
- tabagisme ;
- facteurs génétiques ;
- stress.

Clinique

Le diagnostic d'angine de poitrine se fait par l'interrogatoire du patient.

Angor d'effort typique

C'est une douleur provoquée par l'effort, surtout la marche, la montée d'un escalier. Le froid, le vent contraire sont des éléments favorisant la survenue de la douleur.

Cette douleur thoracique est rétrosternale ou parfois épigastrique, profonde, constrictive, plus rarement comme une brûlure. Elle irradie habituellement vers le membre supérieur gauche, le cou, la mâchoire inférieure.

L'arrêt de l'effort entraîne en quelques minutes la réduction de la douleur et, surtout, une dragée de trinitrine croquée et laissée à fondre sous la langue la fait disparaître en moins d'une minute.

Angor de repos

Il réalise une douleur thoracique en tout point identique mais survenant en l'absence de tout effort.

Angor instable

Il se manifeste par un rapprochement des crises, qui ne sont plus déclenchées par l'effort et qui sont devenues moins sensibles au traitement, ou par un angor prolongé sans signe spécifique d'infarctus.

Autres formes

Parfois le diagnostic est plus délicat :

- lorsque les douleurs sont réduites à une sensation de gêne ou d'inconfort thoracique ;
- lorsque la maladie coronarienne est intriquée à une autre pathologie, digestive surtout, hernie hiatale, ulcère gastro-duodénal, lithiase biliaire, douleurs rhumatismales, arthrose, lombalgies.

ÉLECTROCARDIOGRAMME

Il explore le myocarde et non les artères coronaires et n'est donc pas influencé par les sténoses des artères coronaires mais seulement par les conséquences ischémiques des sténoses artérielles sur le muscle cardiaque.

Électrocardiogramme de repos

Souvent normal, il n'élimine en rien le diagnostic d'angine de poitrine.

Parfois, il enregistre des anomalies témoignant de l'ischémie chronique du myocarde :

- inversion des ondes T (ischémie sous-épicardiaque) ;

• sous-décalage du segment ST (lésion sous-endocardiaque) (FIG. 1).

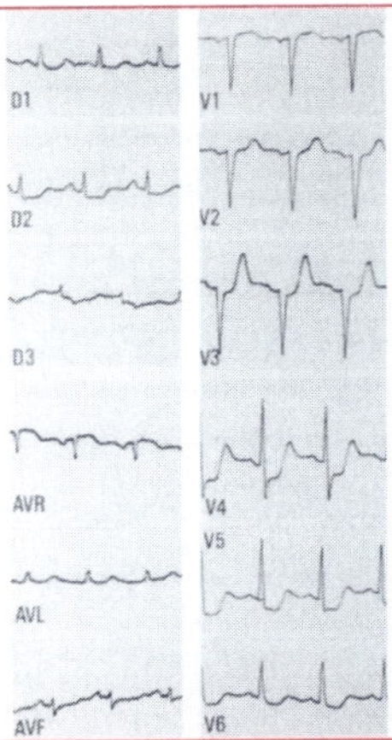

FIG. 1 Crise angineuse
Importante sous-dénivallation de ST dans la région postéro-latérale (D_2, D_3, V_3, V_4, V_5, V_6). (D'après Jullien J.-L., Cachera J.-P., Cinoti L. *et al.* Angine de poitrine. *Encycl méd Chir*, Paris, 1983.)

Électrocardiogramme d'effort

Réalisé sous contrôle médical et enregistrement électrocardiographique permanent, il permet de dépister les insuffisances coronaires en faisant apparaître les modifications de la repolarisation myocardique dans une situation où les besoins en oxygène par le myocarde sont accrus.

Il existe néanmoins de faux positifs (surtout chez la femme jeune) et de faux négatifs.

L'anomalie la plus souvent enregistrée est un sous-décalage du segment ST.

Il existe par ailleurs des contre-indications : insuffisance cardiaque non contrôlée, hypertension artérielle non contrôlée, problèmes physiques, etc.

Évolution

Les douleurs peuvent n'apparaître que pour des efforts importants, être peu invalidantes dans la vie quotidienne et permettre une vie socioprofessionnelle normale.
Parfois, malgré un traitement médical bien conduit, elles surviennent pour des efforts modérés, ou inopinément, retentissant gravement sur la vie socioprofessionnelle. Il est alors légitime de proposer au patient, en fonction de son âge, une coronarographie qui, par le bilan anatomique exact des lésions athéromateuses coronaires, permettra d'envisager une revascularisation par angioplastie transluminale, dilatation, endoprothèse ou par pontage aorto-coronarien.
Deux complications peuvent survenir à tout moment :
- l'infarctus du myocarde ;
- une mort subite par troubles du rythme, fibrillation ventriculaire surtout.

Diagnostic différentiel

Les douleurs d'angine de poitrine ne doivent pas être confondues avec :
- les douleurs précordiales des anxieux, en piqûre d'aiguille, en pincement, soit brèves en éclair, soit prolongées plusieurs heures ;
- les douleurs de péricardites aiguës ;
- les douleurs rhumatismales, d'arthrose vertébrale ou chondrocostale ou scapulo-humérale ;
- l'hépatalgie d'effort.

TRAITEMENT

Traitement médical

Traitement de la crise d'angine de poitrine

Il repose sur la trinitrine : une dragée croquée et laissée à fondre sous la langue fait disparaître la douleur en moins d'une minute. Cette prise peut être répétée autant de fois que nécessaire, ou on peut également utiliser la forme galénique en spray.

Traitement préventif de la crise

Prévention de la douleur avant d'effectuer un effort par l'absorption d'un comprimé de trinitrine.

Traitement des facteurs de risque de l'insuffisance coronarienne

Une fois le diagnostic d'angine de poitrine établi, un bilan de la maladie athéromateuse et de ses facteurs de risque est indispensable. La lutte contre ces facteurs de risque fait partie intégrante du traitement de la maladie coronarienne :
- le traitement d'une hypertension artérielle, d'un diabète, d'une hyperlipidémie, d'un excès pondéral ;
- des conseils pour une meilleure hygiène de vie (sport, gestion du stress) ;
- la suppression totale et définitive du tabac.

Traitement médical proprement dit

Son but est de diminuer les besoins en oxygène du myocarde en diminuant le travail cardiaque ou en favorisant la circulation coronaire.

Différentes classes de médicaments peuvent être utilisées :
- les *bêtabloquants* diminuent la consommation d'oxygène du myocarde en diminuant la force contractile de celui-ci et par leur effet bradycardisant ; tous peuvent être utilisés ; leur posologie est augmentée progressivement jusqu'à la dose efficace qui assure une bradycardie à 60/min environ :

propranolol (Avlocardyl®), acébutolol (Sectral®), aténolol (Ténormine®), céliprolol (Célectol®), métoprolol (Lopressor®, Seloken®)... ;

• les *inhibiteurs calciques* ont plusieurs propriétés : par leur action sur le calcium dans la cellule myocardique, ils sont antispastiques ; en outre, ils diminuent la consommation en oxygène du myocarde ; on utilise le diltiazem, le vérapamil, l'amlodipine... ; certains sont bradycardisants (Tildiem®, diltiazem) ;

L'ivabradine (Procoralan®) est un médicament bradycardisant. Il est indiqué dans le traitement symptomatique de l'angor stable chronique chez les patients en rythme sinusal normal et présentant une contre-indication ou une intolérance aux bêtabloquants. Il semble particulièrement intéressant chez les patients qui ont, de plus, une contre-indication aux inhibiteurs calciques, en particulier une dysfonction ventriculaire gauche asymptomatique ;

• le *molsidomine* (Corvasal®) est un antiangineux qui diminue la consommation d'oxygène du myocarde et favorise le flux sanguin coronaire vers les zones ischémiées.

Les inhibiteurs des canaux potassiques (Ikorel®, nicorandil) agissent comme les dérivés nitrés mais avec une action plus prolongée

Ces médicaments sont diversement associés en fonction de la sévérité de la maladie coronarienne. Les antiagrégants plaquettaires ont un effet préventif sur la thrombose : aspirine, clopidogrel (Plavix®). Une revascularisation par angioplastie et/ou un pontage aorto-coronarien peuvent être indiqués pour les patients chez qui le traitement médical est insuffisant.

Traitement de revascularisation

Les interventions de revascularisation coronaire reposent sur trois techniques. Quelle que soit la technique utilisée, un bilan coronarographique est indispensable avant l'intervention.

Pontage veineux aorto-coronaire

C'est habituellement une veine saphène qui, prélevée au membre inférieur, est interposée entre l'aorte et une artère coronaire, en aval d'une sténose serrée. Le pontage permet la revascularisation du lit vasculaire coronaire jusqu'alors sous-perfusé.

Pontage mammaire interne

L'artère mammaire interne longe la paroi antérieure du thorax et est implantée en aval d'une sténose.

Dilatation intracoronarienne d'une sténose serrée

Il s'agit d'une technique très performante (angioplastie) qui consiste, au cours d'un cathétérisme gauche rétrograde, à introduire dans l'artère coronaire sténosée une sonde placée au niveau de la sténose : le gonflage du ballonnet sous contrôle radioscopique permet de dilater le segment artériel obstrué. Cette technique extrêmement délicate nécessite des centres spécialisés, à proximité d'un service de chirurgie cardiaque. Elle est complétée par la mise en place d'une endoprothèse *(stent)* lorsque le résultat par ballonnet est insuffisant.
Le traitement de l'angine de poitrine au cours des sténoses ou des insuffisances aortiques est la cure chirurgicale de la valvulopathie.

Infarctus du myocarde

10

L'infarctus myocardique est une complication grave de l'insuffisance coronarienne qui doit être traitée en unité de soins intensifs cardiologiques.

PHYSIOPATHOLOGIE

Lorsque le débit sanguin coronaire ne peut plus s'adapter à la demande en oxygène du myocarde, il se produit une ischémie myocardique dont la traduction clinique est une douleur thoracique. Si cette ischémie myocardique s'aggrave ou se prolonge, elle aboutit à une nécrose cellulaire dans le territoire myocardique sous la dépendance du tronc artériel coronaire obstrué. Cette nécrose cellulaire réalise un infarctus du myocarde. Après une phase inflammatoire, la nécrose fait place, en 2 à 10 semaines, à une cicatrice fibreuse, définitive, qui a perdu toute qualité contractile.

ÉTIOLOGIES

Ce sont les mêmes que celles de l'angine de poitrine : maladie athéromateuse dans la grande majorité des cas, plus rarement spasme artériel.
L'infarctus du myocarde peut :
- soit succéder à une angine de poitrine plus ou moins ancienne ;
- soit être révélateur de la maladie coronarienne.

ÉVOLUTION

Évolution non compliquée

C'est la situation la plus fréquente ; une fièvre modérée apparaît le deuxième jour et une réaction péricardique peut survenir ; les douleurs font toujours craindre une récidive d'infarctus ou une angine de poitrine séquellaire. Le lever au fauteuil se fait le quatrième jour, progressivement.

Complications

Elles surviennent et sont toujours à redouter au cours des 10 premiers jours de la phase aiguë de l'infarctus du myocarde ; leur fréquence est maximale au cours des 24 premières heures.

Complications précoces

Il s'agit :

• de **troubles du rythme** : ils se limitent au mieux à quelques extrasystoles ventriculaires, mais annoncent parfois des troubles plus graves (tachycardie ventriculaire, fibrillation ventriculaire) dont le traitement est urgent ; une mort subite est toujours possible ;

• de **troubles de la conduction** auriculo-ventriculaire, bloc de branche du faisceau de His ou bloc auriculo-ventriculaire : ils sont souvent passagers et bien tolérés mais parfois mal tolérés, nécessitant la mise en place d'une sonde d'entraînement électrosystolique ;

• d'une **insuffisance ventriculaire gauche**, le plus souvent modérée, mais un infarctus massif peut entraîner une insuffisance cardiaque gauche majeure avec œdème aigu du poumon ;

• d'**accidents thromboemboliques** (phlébite des membres inférieurs, embolie artérielle, cérébrale surtout), systématiquement prévenus par le traitement anticoagulant ;

• d'un **choc cardiogénique**, très grave ; il est étudié dans le chapitre 12.

Complications tardives

Il s'agit principalement :
• d'une pleuro-péricardite, entre la deuxième semaine et le quatrième mois, dont l'évolution est souvent longue ;
• d'un anévrisme de la paroi du ventricule gauche, source de thrombose à son contact avec risque d'embolie artérielle, de troubles du rythme ventriculaire et d'insuffisance cardiaque gauche ;
• d'une récidive d'infarctus ;
• d'une angine de poitrine séquellaire (dont le traitement peut être chirurgical).

SYNDROME DE MENACE

Il s'agit :
• soit d'un **angor d'effort** stable jusqu'alors et dont les crises deviennent plus fréquentes et surtout spontanées ;
• soit d'un **tableau clinique typique d'infarctus** mais ne pouvant être confirmé ni par les données électrocardiographiques ni par les données enzymatiques.

Il existe une forme particulière de syndrome de menace : l'angor Prinzmetal. C'est un angor de repos lié à la survenue d'un spasme artériel coronaire (dans la moitié des cas, le spasme est localisé sur une plaque d'athérome coronaire). La douleur est particulière par son évolution paroxystique, souvent à horaire fixe (primodécubitus de nuit), pouvant s'accompagner de syncope au maximum de la crise. L'ECG est évocateur pendant la douleur, montrant un immense sus-décalage du segment ST englobant l'onde T, et revient à la normale entre les crises.

Les syndromes de menace nécessitent un traitement en unité de soins intensifs. La poussée aiguë d'insuffisance

coronarienne peut céder, et l'évolution est celle d'une angine de poitrine habituelle.
Ces syndromes de menaces d'infarctus peuvent nécessiter une coronarographie d'urgence avec éventuellement tentative de fibrinolyse intracoronarienne, suivies, en fonction des résultats, d'un pontage aorto-coronaire en urgence. Cependant, malgré le traitement, l'infarctus du myocarde peut survenir.

TRAITEMENT

Buts

Le traitement a notamment pour buts :
- de calmer l'anxiété et la douleur ;
- de revasculariser le muscle par une injection précoce (délai de moins de 6 heures) d'un thrombolytique et/ou par angioplastie ;
- de diminuer la consommation d'oxygène du myocarde.

Médicaments

Les médicaments utilisés sont :
- la morphine (0,5 à 1 cg en sous-cutané), qui est l'antalgique de choix si la pression artérielle le permet ; on peut utiliser aussi les antalgiques habituels, mais les injections intramusculaires sont à éviter, gênant l'interprétation des dosages enzymatiques ;
- les benzodiazépines pour combattre l'anxiété ;
- l'aspirine et l'héparine ;
- dans l'infarctus, les thrombolytiques ou l'angioplastie en urgence ;
- les antiagrégants plaquettaires ;
- les médicaments destinés à diminuer la consommation d'oxygène du myocarde :
  - les bêtabloquants (en respectant les contre-indications) ;

– les dérivés nitrés, utilisés *per os* ou à la seringue électrique en perfusion continue ; ils sont prescrits d'autant plus qu'il existe des signes d'œdème pulmonaire.

Traitement et prévention des complications

Le traitement de l'insuffisance cardiaque gauche et du choc cardiogénique sont traités à part (*cf.* chap. 5 et 12).

Complications thromboemboliques

Elles sont prévenues par le traitement anticoagulant, héparine à la seringue électrique en continu ou discontinu toutes les deux heures, ou par voie sous-cutanée.

La surveillance biologique (par des tests de coagulation sanguine) est régulière.

Troubles du rythme

Le traitement est fonction du trouble du rythme observé :

• extrasystoles ventriculaires : lidocaïne (Xylocaïne®) intraveineuse à la seringue électrique en continu, 1 000 à 2 000 mg/24 h, ou amiodarone (Cordarone®) intraveineuse à la seringue électrique, 600 à 1 200 mg/24 h ;

• tachycardie ventriculaire : choc électrique externe avec ou sans anesthésie générale en fonction de la tolérance hémodynamique ;

• fibrillation ventriculaire : choc électrique externe immédiat.

Troubles de la conduction

Bradycardie sinusale et syndrome vagal répondent à l'atropine intraveineuse et sous-cutanée.

Le traitement des blocs auriculo-ventriculaires est fonction de la gravité du bloc et du siège de l'infarctus. Les blocs auriculo-ventriculaires complets compliquant un infarctus antérieur nécessitent la mise en place d'une sonde d'entraînement électrosystolique.

Lutte contre les facteurs de risque et rééducation physique

Le traitement médical est réajusté, les facteurs de risque sont traités, en particulier l'hypercholestérolémie (notamment par les statines), l'arrêt du tabac conseillé, le diabète... L'activité physique est reprise en cherchant à atteindre progressivement le niveau maximum de performance physique possible (ECG d'effort).

C'est là qu'intervient la rééducation physique en centre spécialisé. Une meilleure hygiène de vie et, éventuellement, une réinsertion professionnelle sont des éléments importants.

Cardiopathies congénitales

Définition

Ce sont des cardiopathies développées au cours de la vie fœtale et qui peuvent être liées soit à l'absence de développement de certaines structures du cœur, soit à la persistance après la naissance de certaines structures du cœur fœtal.

Certaines de ces cardiopathies sont liées à une anomalie chromosomique, trisomie 21 par exemple, d'autres sont en rapport avec certaines maladies contractées par la mère au cours de la grossesse, telles la rubéole. Certaines sont incompatibles avec la vie.

Les malformations cardiaques sont multiples, et nous ne pourrons nous limiter qu'aux plus classiques d'entre elles.

Description

Obstacle sur les voies d'éjection ventriculaires droite et gauche

Sténose pulmonaire congénitale

Il s'agit d'un rétrécissement très serré des trois valves sigmoïdes pulmonaires. Il en résulte une hypertrophie importante du ventricule droit, une insuffisance tricuspide dans les cas évolués, avec insuffisance cardiaque droite. Dans les sténoses modérées et sévères, le signe principal est une dyspnée d'effort. Le diagnostic de certitude repose sur l'échocardiographie et le cathétérisme droit. Le traitement est chirurgical.

Rétrécissements aortiques congénitaux

La sténose peut siéger soit au niveau de l'orifice aortique, soit au-dessus, soit au-dessous.
La physiopathologie et la symptomatologie clinique sont identiques à celles des rétrécissements aortiques acquis. Le traitement est chirurgical.

Coarctation aortique

Il s'agit d'un rétrécissement de l'aorte siégeant après la naissance de l'artère sous-clavière gauche, au niveau de la crosse aortique. Le diagnostic est en règle aisé devant la découverte, chez un jeune enfant, d'une hypertension artérielle et de l'abolition des pouls fémoraux. Le traitement est chirurgical.

Communication anormale entre les cavités cardiaques droites et gauches

Physiopathologie

Le cœur gauche fonctionne à un régime de pression élevé (de l'ordre de 120 mmHg pour la pression systolique ventriculaire gauche) par rapport au cœur droit (de l'ordre de 25 mmHg pour la pression systolique ventriculaire droite). L'existence d'une communication entre les deux cœurs entraîne un passage de sang artériel, riche en oxygène, des cavités gauches dans les cavités droites, contenant normalement du sang veineux, pauvre en oxygène.
Le syndrome d'Eisenmenger est le stade évolutif de l'HTAP associé à une cardiopathie congénitale avec shunt gauche-droite. Il est caractérisé par une cyanose. L'hypoxie chronique induit alors de nombreuses complications potentiellement létales. Le traitement vise à prévenir les compli-

cations et, dans de rares cas, à transplanter le cœur et les poumons. Les mesures générales incluent la limitation des efforts, l'évitement de séjour au-dessus de 1 500 m, la prévention des infections, la contraception, le soutien psychologique.
Le traitement médicamenteux, sur avis spécialisé, peut faire appel aux anticoagulants, diurétiques, oxygénothérapie et antagonistes calciques (en cas de test de vasodilatation positif), ce qui est rare, ou de médicament type bosentan (Tracleer®).

Communication interventriculaire (CIV)

C'est une communication anormale entre les deux ventricules, dont la taille varie de quelques millimètres à 2 ou 3 cm.

Tétralogie de Fallot

C'est la plus fréquente de ces cardiopathies. Elle associe une sténose pulmonaire et une communication interventriculaire.
Cliniquement, l'enfant est cyanosé et souffre d'une dyspnée d'effort. Parfois, il existe un retard psychomoteur. Le diagnostic repose sur l'auscultation, la radiographie, l'ECG, l'échocardiographie. Le cathétérisme et l'angiographie sont indiqués lorsqu'une cure chirurgicale est envisagée. Les complications sont surtout des infections (pulmonaires et abcès du cerveau) ainsi que des thromboses veineuses cérébrales.
Le traitement chirurgical est soit palliatif, soit radical.

12 Choc cardiogénique et arrêt circulatoire

Choc cardiogénique

C'est la défaillance aiguë de la pompe cardiaque.

Physiopathologie

La défaillance aiguë de la pompe cardiaque entraîne rapidement une chute du débit cardiaque et donc de la pression artérielle, non compensée par la tachycardie.

Cette chute du débit cardiaque entraîne :

- une vasoconstriction des territoires artériels cutanés et musculaires ;
- une chute du débit cérébral expliquant les troubles de la conscience pouvant aller jusqu'au coma ;
- une chute du débit sanguin rénal, expliquant la chute de la diurèse ;
- sur le plan métabolique, une hypoxie, une acidose.

L'extrême gravité du choc cardiogénique impose des gestes de réanimation urgents, au mieux conduits dans un service de réanimation.

Description clinique

L'état de choc se reconnaît par :

- des signes d'hypoperfusion périphérique : pâleur, peau froide, moite et marbrée ;
- des troubles de la conscience, obnubilation ou coma au maximum ;

- une polypnée ;
- une tachycardie avec pouls mal frappé ;
- une chute de la pression artérielle systolique au-dessous de 80-90 mmHg ;
- une chute de la diurèse.

Étiologie

Quatre causes principales peuvent être à l'origine d'un choc cardiogénique.

Infarctus du myocarde

Son **diagnostic** peut être évident devant l'association : violente douleur thoracique, onde Q de nécrose et troubles spécifiques de la repolarisation à l'ECG, élévation de la troponine et des CPK dans le sang. Mais, parfois, le choc est au premier plan et le diagnostic difficile.

Au cours de l'infarctus, le choc peut être lié :

- à l'étendue de la nécrose myocardique, intéressant la quasi-totalité du muscle cardiaque ;
- à une hypovolémie causée par les vomissements, à une thérapeutique diurétique excessive ;
- à un trouble du rythme ou de la conduction : tachycardie ou fibrillation ventriculaire, bloc auriculo-ventriculaire du troisième degré ;
- à une complication mécanique :

– rupture du septum interventriculaire avec communication interventriculaire aiguë entraînant une défaillance cardiaque droite brutale ;

– rupture d'un pilier de la valve mitrale avec insuffisance mitrale aiguë et œdème du poumon ;

– rupture du myocarde dans le péricarde avec tamponnade brutale au-delà de toute ressource thérapeutique.

L'angioplastie directe est indiquée, associée à la mise en place d'une contre-pulsion aortique.

Embolie pulmonaire

Le diagnostic peut être aisé lorsque s'associent phlébite, douleur basithoracique brutale, polypnée, insuffisance cardiaque droite aiguë. Parfois, le choc est au premier plan et le diagnostic difficile. C'est le scanner spiralé ou l'angiographie pulmonaire réalisés en urgence qui font le diagnostic et permettent la mise en œuvre rapide du traitement fibrinolytique ou chirurgical (si le traitement fibrinolytique est contre-indiqué).

Tamponnade cardiaque

Le tableau est décrit au chapitre 8 (*cf.* « Tamponnade »).
Le diagnostic repose sur la notion de péricardite aiguë récente ou de chirurgie cardiothoracique récente, et sur la visualisation de l'épanchement péricardique compressif à l'échocardiographie. Le traitement consiste en une ponction péricardique évacuatrice suivie d'un drainage chirurgical.

Dissection aortique

Ce sont surtout les dissections de l'aorte initiale, intéressant volontiers l'orifice aortique, qui sont responsables du choc cardiogénique. Le diagnostic repose sur l'existence d'une douleur thoracique violente avec abolition d'un ou de plusieurs pouls, parfois sur l'apparition d'une insuffisance aortique. L'échocardiographie confirme souvent le diagnostic ; sinon un scanner peut être fait en urgence.
Le traitement est chirurgical dans les formes intéressant l'aorte thoracique ascendante.

Traitement

Ces patients doivent être traités et surveillés en unité de soins intensifs.
Le traitement est fonction de l'étiologie. Il fait appel notamment aux amines pressives (dopamine, dobutamine).

ARRÊT CIRCULATOIRE

C'est un état de mort apparente avec arrêt des battements cardiaques, des mouvements respiratoires et perte de connaissance : 3 à 5 minutes d'arrêt circulatoire suffisent à provoquer des lésions cérébrales irréversibles.

Diagnostic

Il repose sur :
- la pâleur livide ;
- l'absence de pouls fémoral ;
- une perte de connaissance avec parfois une crise convulsive généralisée ;
- une mydriase bilatérale ;
- l'abolition ou non des mouvements respiratoires.

Gestes d'urgence

Le **pronostic** est fonction de la rapidité d'exécution des gestes indispensables :
- il faut coucher le malade sur le dos, sur un plan dur, tête en hyperextension, donner un violent coup de poing sur le sternum ; si cela ne suffit pas à faire reprendre une activité cardiaque, débuter le massage cardiaque externe pendant qu'un aide assure la ventilation assistée sans laquelle le massage est inutile : bouche à bouche, ventilation au masque raccordé à l'oxygène puis intubation endotrachéale par le médecin ;
- il faut le plus rapidement possible, tout en poursuivant le massage cardiaque et la ventilation :
  - mettre en place une perfusion de solution carbonatée (bicarbonate hypermolaire à 84 ‰), 50 à 100 mL afin de lutter contre l'acidose ;
  - enregistrer un électrocardiogramme ;
  - mise en place du défibrillateur semi-automatique DSA.

Tous ces gestes ne peuvent se faire seul et deux personnes entraînées sont au minimum nécessaires à la bonne conduite de la réanimation.

Étiologie

Fibrillation ventriculaire

C'est la première cause d'arrêt cardio-circulatoire chez le cardiaque. Elle doit être traitée par choc électrique externe à l'aide du DSA en dehors de la présence du médecin. Le défibrillateur semi-automatique est doté d'un ordinateur qui lui permet :

- d'analyser l'activité électrique du cœur de la victime ;
- de reconnaître un trouble du rythme cardiaque grave qui nécessite un choc électrique ;
- de se charger automatiquement ;
- d'inviter l'opérateur (information vocale et visuelle) à délivrer le choc.

Seul un médecin peut décider ou non de la poursuite de la réanimation.

L'utilisation d'un défibrillateur en mode manuel est de la compétence du médecin.

L'arrêt cardiaque lié à une fibrillation ventriculaire résistante aux chocs électriques externes est une situation extrêmement grave dans laquelle est utilisé l'amiodarone en perfusion intraveineuse (dose initiale de 300 mg, ou 5 mg/kg, dilués dans 20 mL de glucosé à 5 % injectés rapidement, suivi éventuellement si nécessaire d'une administration supplémentaire de 150 mg).

Bloc auriculo-ventriculaire complet

Une activité cardiaque peut spontanément reprendre après un coup de poing sternal, sinon : injection intraveineuse d'isoprénaline (Isuprel®, ampoules de 0,20 mg), 2 à 5 ampoules intraveineuses directes et 5 à 10 ampoules dans 250 mL de glucosé à 5 % en perfusion. Mise en place en urgence par cathétérisme droit d'une sonde d'entraînement électrosystolique, reliée à un stimulateur cardiaque externe.

Asystolie ou « tracé plat »

Il s'agit d'un tracé électrocardiographique *pre-mortem*. Une activité cardiaque peut réapparaître après injection d'isoprénaline, de noradrénaline (Lévophed®) ou d'adrénaline, de gluconate de calcium.
Le pronostic est très sombre, la durée de la réanimation est fonction de la cardiopathie sous-jacente.

13 Maladies de l'aorte

Dissection aiguë de l'aorte

Définition

C'est le clivage de la paroi aortique dans son épaisseur, au niveau de la média. Il en résulte une cavité intrapariétale dans laquelle le sang pénètre par l'orifice d'entrée.

Sa fréquence est rare ; elle augmente avec l'âge, les chiffres de pression artérielle, l'existence de lésions dégénératives de la paroi.

Physiopathologie

Le flux sanguin s'engage par l'orifice d'entrée, sortant de la lumière aortique pour disséquer la paroi aortique sur une plus ou moins grande longueur, pouvant intéresser les branches collatérales de l'aorte. La cavité ainsi formée est appelée faux chenal (FIG. 1).

L'évolution spontanée se fait rarement vers la stabilisation de la lésion ; il y a, en général, distension puis rupture de l'aorte.

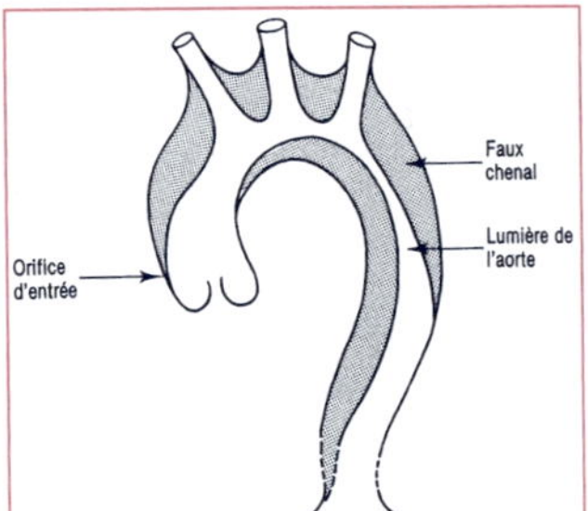

FIG. 1 Dissection aiguë de l'aorte

Classification

En fonction du siège de l'orifice d'entrée, on peut classer les dissections aiguës de l'aorte en trois types.

Type I

L'orifice d'entrée se situe au niveau des sigmoïdes aortiques et peut parfois entraîner un hémopéricarde, une insuffisance aortique aiguë ; la dissection s'étend tout au long de l'aorte thoracique puis abdominale, intéressant une ou plusieurs collatérales.

Type II

L'orifice d'entrée se situe aussi à l'origine de l'aorte ascendante, la dissection prenant fin au niveau de la naissance du tronc artériel brachiocéphalique.

Type III

L'orifice d'entrée se situe après ou au niveau de l'artère sous-clavière gauche et s'étend sur une longueur variable.

Clinique

Toute douleur aiguë thoracique, abdominale ou lombaire doit faire évoquer une dissection aiguë de l'aorte. La douleur est brutale, déchirante, thoracique (types I ou II) ou abdominale, lombaire (type III), volontiers migratrice, dessinant la progression de la dissection.

Les signes d'accompagnement sont variables, parfois absents : lipothymie, chute tensionnelle.

Le diagnostic est conforté par :

- l'apparition d'un souffle diastolique d'insuffisance aortique, ou systolique au foyer aortique, non connu jusqu'alors (types I et II) ;
- l'absence ou l'asymétrie d'un pouls périphérique, l'asymétrie de la pression artérielle toujours prise aux deux bras.

Examens complémentaires

L'**ECG** permet d'éliminer un infarctus du myocarde, à moins que la dissection n'intéresse une artère coronaire avec infarctus associé.

Le **cliché thoracique** est indispensable, parfois complété par l'examen à l'amplificateur de brillance. Il montre un élargissement du médiastin supérieur, un élargissement de l'aorte, immobile en scopie.

L'**échocardiographie bidimensionnelle** peut parfois montrer le faux chenal dans les dissections de type I ou II. Surtout, l'**échographie transœsophagienne** fait le diagnostic.

Le **scanner thoraco-abdominal** permet de visualiser le faux chenal.

Complications

Elles sont secondaires aux complications ischémiques ou hémorragiques, soit par compression de la vraie lumière artérielle par le faux chenal, soit par rupture de ce dernier.

Le pronostic est toujours grave, 50 % de décès dans les 48 premières heures en l'absence de traitement.

Les complications sont :

- un **état de choc** en dehors de l'état de choc initial, passager ; une chute de la pression artérielle prolongée doit faire évoquer une insuffisance aortique aiguë, un hémopéricarde ;
- une **ischémie aiguë** qui peut intéresser n'importe quelle branche collatérale de l'aorte :
  - une coronaire, avec infarctus du myocarde associé ;
  - les vaisseaux cervicaux, avec manifestations neurologiques ;
  - les vaisseaux abdominaux, artères digestives avec douleurs abdominales, iléus, artères rénales avec oligoanurie, insuffisance rénale rapidement progressive ;
  - les vaisseaux des membres, avec ischémie aiguë d'un membre supérieur ou inférieur.

Traitement

Il est médico-chirurgical.

Médical

C'est avant tout le traitement d'un état de choc : remplissage vasculaire par des solutés de macromolécules, transfusion sanguine.
Si la pression artérielle demeure élevée, un traitement anti-hypertenseur d'action rapide, par voie veineuse continue doit être administré. On utilise volontiers le nitroprussiate de sodium (0,5 à 8 g/kg/min).

Chirurgical

Le but est de prévenir les complications graves, les techniques et les indications dépendant du type de la dissection : mise en place d'une prothèse aortique avec ou sans remplacement valvulaire aortique (type I ou II).
Parfois, au cours des types III, lorsque la pression artérielle est bien contrôlée par le traitement médical, qu'il n'y a pas de complications, il est possible de s'abstenir chirurgicalement.

Anévrisme de l'aorte abdominale

Définition

C'est une dilatation d'une portion de l'aorte, fusiforme le plus souvent et dont le diamètre est variable.

Étiologie

Fréquemment, les anévrismes de l'aorte abdominale sont d'origine athéromateuse, avec calcifications, thrombose intra-anévrismale. Beaucoup plus rarement, l'étiologie est infectieuse (endocardite d'Osler) ou post-traumatique.

Évolution

Les anévrismes de l'aorte abdominale sont souvent latents, dépistés au cours d'un examen clinique systématique du bilan de la maladie athéromateuse, mais ils peuvent être révélés par une complication qui est toujours grave chez des sujets en règle âgés et dont les lésions associées, liées à la dissémination de l'athérome, sont nombreuses.

C'est donc avant toute complication que les anévrismes abdominaux doivent être traités. La mortalité est modérée (10 %) en cas d'anévrisme non rompu, alors qu'elle est élevée (50 %) lorsque l'anévrisme est rompu.

Clinique

À moins qu'il ne soit dépisté par un examen systématique, l'anévrisme peut être découvert à l'occasion de douleurs abdominales, vives ou sourdes, permanentes ou paroxystiques qui amènent à consulter.

Parfois, l'anévrisme comprime les viscères de voisinage entraînant des vomissements, une diarrhée...

La palpation abdominale trouve habituellement la tumeur expansive, battante, sensible, siège parfois d'un souffle systolique.

Un bilan artériel clinique est indispensable, afin de préciser le siège exact de l'anévrisme par rapport aux artères rénales, d'apprécier le retentissement sur la circulation artérielle des membres inférieurs, de faire le bilan de la maladie athéromateuse.

Examens complémentaires

La **radiographie d'abdomen sans préparation** montre le dessin de l'anévrisme, souligné par des calcifications.

L'**échographie abdominale** permet de situer l'anévrisme par rapport aux artères rénales, d'apprécier son volume, ses rapports avec les organes de voisinage.

L'**aortographie** numérisée est probablement un progrès certain du fait de son innocuité.

Complications

C'est essentiellement la rupture de l'anévrisme, marquée par une douleur abdominale ou lombaire brutale avec collapsus. Parfois la rupture est trompeuse, avec absence de douleurs et collapsus isolé, douleur abdominale isolée. Le risque de rupture intervient lorsque le diamètre de l'aorte atteint ou dépasse 50 mm.

Traitement

Le traitement des anévrismes non compliqués est chirurgical : résection de l'anévrisme et mise en place d'une prothèse en Dacron. Le problème essentiel est l'atteinte des artères rénales dans le sac anévrismal, qui pose de difficiles problèmes chirurgicaux.
Actuellement, des endoprothèses couvrant l'anévrisme et mises en place par voie fémorale sont en cours d'évaluation.

14 Hypertension artérielle

Définition

On définit l'hypertension artérielle (HTA) par la constatation, à au moins trois reprises, de chiffres de pression artérielle supérieurs à 140/90 chez l'adulte de moins de 30 ans et 165/95 entre 30 et 65 ans.

Si l'hypertension artérielle constitue à elle seule une maladie souvent grave, elle est également un facteur de risque cardiovasculaire, au même titre que l'athérome auquel elle est souvent associée.

La gravité de l'hypertension artérielle tient au retentissement qu'elle a sur trois organes :

- le cœur, dont elle augmente le travail ;
- le cerveau et le rein, par le biais des lésions vasculaires qu'elle entraîne.

Clinique

Circonstances de découverte

La maladie hypertensive est découverte :

- par un **examen systématique** ou dans le cadre du bilan d'une autre maladie cardiovasculaire ;
- par **certains symptômes** qui peuvent alarmer le patient et l'amener à consulter :
  - céphalées, volontiers au cours de la deuxième partie de la nuit ;

– mouches volantes : petites taches se déplaçant devant les yeux lors des mouvements des globes oculaires ;

– vertiges et bourdonnements d'oreilles ;

– épistaxis ;

• parfois à l'occasion d'un accident plus grave :

– œdème pulmonaire ;

– dissection aortique ;

– accident vasculaire cérébral.

L'**examen clinique** précise l'ancienneté des troubles, l'éventuelle existence d'une maladie cardiovasculaire associée, les facteurs de risque cardiovasculaire, les antécédents familiaux.

La mesure de la pression artérielle doit être particulièrement rigoureuse, effectuée aux deux bras.

Bilan viscéral

Il explore l'appareil cardiovasculaire, le rein, le cerveau :

• au **niveau cardiaque**, l'examen clinique est souvent normal, le cliché thoracique recherche une cardiomégalie, l'électrocardiogramme et l'échographie apprécient le retentissement de l'hypertension artérielle (hypertrophie) ;

• au **niveau vasculaire** : palpation des pouls, recherche de souffles artériels (éventuellement complétées par un examen Doppler) ; l'examen du fond de l'œil permet l'observation directe des vaisseaux rétiniens dont l'atteinte au cours de l'hypertension artérielle est superposable à celle des artérioles cérébrales et rénales ;

• au **niveau cérébral**, la recherche clinique d'une atteinte neurologique doit être systématique ;

• au **niveau rénal**, le bilan est essentiellement biologique : urée et créatinine sanguine et urinaire, protéinurie des 24 heures.

Évolution

Non traitée, l'hypertension artérielle évolue :
- vers l'insuffisance cardiaque gauche progressive, puis l'insuffisance cardiaque globale ;
- vers l'insuffisance rénale chronique et le cortège de complications qui lui sont propres ;
- avec la survenue de plusieurs complications graves :
  - un œdème aigu du poumon au cours d'une poussée d'hypertension artérielle ;
  - des accidents vasculaires cérébraux, plus souvent hémorragie qu'ischémie, souvent dramatiques sur le plan fonctionnel ;
  - une dissection aortique, de pronostic sombre ;
  - une hypertension artérielle maligne.

ÉTIOLOGIE

L'enquête étiologique au cours d'une hypertension artérielle est un temps essentiel, certaines étiologies étant curables chirurgicalement.

Coarctation aortique

C'est une sténose congénitale de l'aorte thoracique. Elle est évoquée devant toute hypertension artérielle chez un sujet jeune avec abolition des pouls fémoraux. Le traitement est chirurgical après aortographie qui confirme le diagnostic.

Causes rénales

Elles peuvent être :
- des néphropathies interstitielles chroniques :
  - soit postinfectieuses (pyélonéphrites...) ;
  - soit secondaires à une anomalie urologique ou à un obstacle (reflux vésico-urétéral...) ;
- des glomérulopathies.

Causes rénovasculaires

Les sténoses de l'artère rénale, uniques (athéromateuses) ou multiples (souvent maladie dégénérative de la paroi artérielle), sont parfois chirurgicalement curables.

Le diagnostic repose sur l'existence d'un souffle à l'auscultation des fosses lombaires, le dosage de la rénine et de l'angiotensine, et surtout l'opacification des artères rénales par angiographie numérisée.

Causes surrénaliennes

L'adénome de Conn est une tumeur bénigne de la glande corticosurrénale qui sécrète de l'aldostérone. Cette hormone entraîne une hypertension artérielle par le biais d'une rétention d'eau et de sel.

Le diagnostic repose sur la découverte d'une hypokaliémie en dehors de tout traitement diurétique et sur les dosages hormonaux sanguins et urinaires. La localisation de l'adénome est facilitée par la scintigraphie surrénalienne et surtout le scanner abdominal. Le traitement est médical par les diurétiques (anti-aldostérone) et surtout chirurgical.

Parfois, il s'agit d'une atteinte de chacune des deux glandes surrénales : hyperplasie bilatérale.

Le phéochromocytome est une tumeur sécrétant des catécholamines dont l'action vasoconstrictive est à l'origine de l'hypertension artérielle. Le diagnostic est évoqué lorsqu'à l'hypertension artérielle s'associent des poussées de sueurs abondantes, des crises de tachycardie et des bouffées de chaleur. Il repose sur les dosages répétés (trois jours de suite) de certains métabolites des catécholamines : en particulier les métanéphrines urinaires. La localisation de la tumeur se fait par l'échographie abdominale, le scanner ou l'IRM et la scintigraphie à la méthoxy-benzyl-guanidine (MIBG). Le traitement est chirurgical.

Causes rares

L'intoxication par la réglisse doit être systématiquement éliminée.

Hypertension artérielle essentielle

Aucune étiologie n'est retrouvée (90 % des hypertensions artérielles) : son pronostic n'en demeure pas moins grave.

TRAITEMENTS

Traitement au long cours

C'est un traitement qui fait appel à plusieurs classes de médicaments, utilisés isolément ou en association en fonction du type et de la sévérité de l'hypertension artérielle.

Règles hygiénodiététiques

Elles sont indispensables :
- lutte contre la surcharge pondérale ;
- lutte contre les facteurs de risque cardiovasculaire (arrêt du tabac, hyperlipidémie...) ;
- régime sans sel ;
- hygiène de vie ;
- lutte contre la sédentarité ;
- proscrire l'association pilule-tabac chez la femme.

À elles seules, ces mesures permettent parfois le contrôle d'une hypertension artérielle modérée.

Traitement médicamenteux

Il fait appel à plusieurs classes de médicaments dont nous ne pourrons qu'énumérer les principales :
- les *diurétiques* permettent une déplétion hydrosodée et sont d'utilisation courante ; ils nécessitent un contrôle régulier du ionogramme sanguin, kaliémie en particulier ;
- les *bêtabloquants* ;

- les *vasodilatateurs artériels alphabloquants* ;
- les *antihypertenseurs centraux* ;
- les *inhibiteurs de l'enzyme de conversion, antagonistes des récepteurs AT1 de l'angiotensine II* ;
- les *inhibiteurs calciques*.

Traitement étiologique

Lorsqu'une cause est retrouvée, on fait surtout appel à la chirurgie :

- cure chirurgicale d'une coarctation aortique ;
- ablation chirurgicale d'un rein atrophique, correction d'une anomalie urologique ;
- cure chirurgicale d'une sténose artérielle rénale ;
- ablation d'un adénome de la surrénale, d'un phéochromocytome.

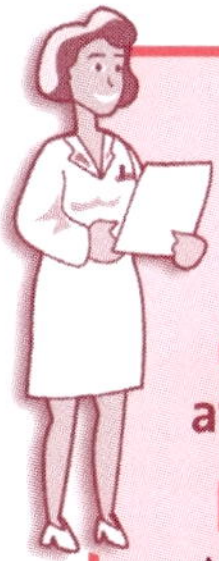

Soins infirmiers

Soins à apporter aux personnes atteintes d'hypertension artérielle

Réaliser les prescriptions médicales

- Mesurer la pression artérielle selon les consignes du médecin.
- Administrer les prescriptions médicamenteuses.
- Assurer la surveillance spécifique à chaque traitement ; contribuer à apprécier leur tolérance.
- Contribuer à la réalisation des examens complémentaires, assurer la préparation et la surveillance du patient.

Favoriser l'éducation du patient (et de sa famille)

- Lui donner des explications personnalisées et adaptées à ses habitudes de vie.
- Expliquer les risques liés à l'hypertension artérielle et aux prescriptions médicamenteuses.
- Aider à la correction d'une surcharge pondérale.
- En cas de prescription d'un régime peu salé, donner des conseils au patient en tenant compte de ses goûts.
- Conseiller une activité physique adaptée à ses goûts et à son état de santé.

Pathologie des membres 15

Artériopathie des membres inférieurs

Définition

L'artériopathie oblitérante des membres inférieurs (AOMI) est la diminution du calibre des artères des membres inférieurs et de celles qui leur sont destinées.

Étiologie et facteurs de risque

L'AOMI est une affection fréquente, surtout chez les plus de 50 ans (prévalence d'environ 4 % de la claudication intermittente après 50 ans dans une population écossaise).

Quatre fois plus fréquente chez l'homme que chez la femme, c'est l'athérosclérose qui est responsable de l'artérite des membres inférieurs dans 90 % des cas. Les 10 % restants sont des artérites inflammatoires que nous n'étudierons pas ici.

Les facteurs de risque de l'athérosclérose ont déjà été envisagés.

Anatomopathologie et physiopathologie

L'athérosclérose atteint les artères de gros et moyen calibre. Les lésions qu'elle entraîne avec dépôts lipidiques et sclérose de la paroi conduisent rapidement à une sténose de la lumière artérielle. Au maximum, cette sténose obstrue complètement la lumière artérielle.

Dès qu'une sténose est supérieure ou égale à 70 % de la lumière artérielle, elle entraîne une diminution du débit sanguin en aval, responsable d'une ischémie tissulaire, à l'effort tout d'abord, lorsque les besoins en oxygène des tissus s'accroissent, sans pouvoir être assurés par le débit sanguin artériel.

Puis, au fur et à mesure que la sténose s'aggrave, l'ischémie devient permanente avec apparition de troubles de la peau et des muscles, avec gangrène au maximum.

Parallèlement à ces événements, une circulation artérielle collatérale se développe. Elle permet de conserver un apport sanguin suffisant aux tissus périphériques. Malheureusement, cette circulation collatérale s'avère souvent insuffisante pour assurer un apport sanguin lorsque les besoins augmentent.

La maladie évolue par poussées, chacune d'entre elles restreignant progressivement le périmètre de marche du patient.

Clinique

Signes fonctionnels

Parfois, la maladie est découverte lors d'un examen systématique, lors d'un bilan d'une maladie cardiovasculaire qui met en évidence l'abolition d'un pouls ou l'existence d'un souffle sur un trajet artériel.

Au début, la douleur est le signe principal : c'est une crampe douloureuse du mollet qui apparaît à l'effort, à la marche surtout et cède rapidement à son arrêt. Le périmètre de marche (distance que parcourt le patient avant l'apparition de la douleur) est toujours le même. Il est proportionnel à la gravité de l'ischémie.

À un stade plus avancé, les douleurs apparaissent lors du décubitus, obligeant le malade à laisser pendre les jambes hors du lit.

Au maximum surviennent des troubles trophiques, ulcères ischémiques avec leur risque de surinfection et de gangrène.

Trois situations sont particulières :

- le début d'allure brutale de la maladie, par une ischémie aiguë d'un membre inférieur : douleur brutale du membre qui est rapidement froid, pâle, cyanosé, sans pouls avec troubles de la motricité et de la sensibilité ;
- le syndrome de Leriche : oblitération du carrefour aortique avec ischémie des deux membres inférieurs et impuissance sexuelle ;
- l'ischémie critique des membres inférieurs : véritable syndrome de menace mettant en jeu le pronostic du membre ischémié ; il s'agit généralement d'une ischémie subaiguë sur une ischémie chronique.

Examen clinique

La palpation recherche tous les pouls périphériques.

L'auscultation recherche un souffle sur les trajets des gros troncs artériels.

L'examen apprécie la qualité de la circulation distale, par la chaleur locale, la couleur des téguments, l'existence de troubles trophiques.

On le complète par la recherche d'une hypertension artérielle, d'une atteinte polyartérielle, coronarienne, cérébrale.

Examens complémentaires

L'**examen Doppler**, simple et non invasif, permet d'apprécier le débit sanguin au niveau des gros troncs artériels examinés séparément, et d'évaluer la sévérité des sténoses. Il peut être sensibilisé par une épreuve d'effort sur tapis roulant.

L'**artériographie conventionnelle ou numérisée** est l'examen indispensable lorsque le traitement par angioplastie ou chirurgical est envisagé. Elle apprécie :

- le siège et la gravité des lésions siégeant sur les troncs artériels, de l'aorte aux branches les plus distales ;
- la qualité de la circulation collatérale.

Traitement

Le traitement a un double aspect : **règles hygiénodiététiques strictes et lutte contre les facteurs de risque cardiovasculaire.**

Règles hygiénodiététiques

Elles sont indispensables à l'équilibration de la maladie et au succès du traitement, qu'il soit médical ou chirurgical :

- arrêt du tabac : le sevrage complet de l'intoxication tabagique est l'intervention la plus efficace ;
- la marche doit être quotidienne car elle développe la circulation collatérale. Un réentraînement à l'effort doit être réalisé à chaque fois que possible ;
- les soins locaux, la prévention des traumatismes locaux (chaussures), l'hygiène des pieds (mycoses) sont essentiels afin d'éviter les ulcères et leur risque de surinfection.

Traitement médicamenteux

Il fait appel :

- *aux médicaments vasodilatateurs* : ils ont essentiellement un effet symptomatique sur la douleur de claudication intermittente. Ils n'ont aucun effet démontré sur la morbimortalité. Leur effet symptomatique est modeste ;
- *au traitement anticoagulant* : l'héparine est habituellement utilisée lors des poussées d'artérite mais les antivitamines K en traitement au long cours ne sont actuellement plus utilisés ; en revanche, les médicaments antiagrégants plaquet-

taires (aspirine ; clopidogrel : Plavix®) sont de plus en plus utilisés ;

• *au traitement antihypertenseur* et aux hyperlipidémies avec un objectif LDL < 100 mg/dL.

Traitement chirurgical

Il offre trois possibilités :

• les *interventions de revascularisation directe*, qui suppriment la lésion entre un lit d'amont et un lit d'aval de bonne qualité ; en fonction des conditions locales, le chirurgien peut réaliser :

– soit une désobstruction ou thromboendartériectomie, difficile techniquement ;

– soit un pontage qui court-circuite une sténose, le greffon pouvant être veineux (autogreffe) ou prothétique (Dacron, Gore-Tex®) ;

– soit une dilatation endovasculaire, qui s'adresse aux sténoses isolées serrées ; sous contrôle artériographique, l'artère est dilatée au niveau sténosé par une sonde à ballonnet gonflable introduite par cathétérisme ;

• la *sympathectomie lombaire*, en sectionnant les nerfs sympathiques destinés aux membres inférieurs, supprime le tonus vasoconstricteur exercé par le système sympathique sur les artères des membres inférieurs ;

• l'*amputation* est indiquée devant une gangrène irréversible et des douleurs intolérables ; son niveau est variable.

« L'appareillabilité » est le souci majeur qui préside au choix de l'intervention pratiquée.

Angioplastie

Le traitement par angioplastie avec ou sans mise en place d'endoprothèse doit être préféré à la chirurgie lorsque cela est techniquement réalisable.

Embolies artérielles des membres

Physiopathologie

L'oblitération d'un tronc artériel d'un membre, membre inférieur en général, entraîne une hypovascularisation du membre en aval de la thrombose.

L'ischémie aiguë qui en résulte intéresse les muscles et les nerfs et entraîne rapidement une paralysie du membre : en l'absence de revascularisation du membre apparaît une nécrose.

Étiologie

L'origine du caillot peut être :

- l'oreillette gauche, surtout au cours des valvulopathies mitrales en arythmie complète par fibrillation auriculaire ; la prévention par le traitement anticoagulant de ce type de cardiopathie est donc indispensable ;
- les valves mitrale et aortique, au cours d'une endocardite bactérienne par détachement d'une végétation ;
- le ventricule gauche, au cours de l'infarctus du myocarde, par formation d'un thrombus en regard de la nécrose myocardique ;
- l'aorte, lorsque se détache une embolie calcaire au cours d'un rétrécissement aortique calcifié ;
- l'anévrisme aortique, thoracique ou abdominal.

Clinique

Le début est brutal par une violente douleur qui diffuse à tout le membre. Rapidement, le membre est froid, livide ou cyanique.

Les pouls distaux ont disparu. On recherche un début d'atteinte nerveuse (sensibilité à la piqûre, mobilité des mem-

bres). Parfois, l'étendue du territoire ischémié est importante et responsable d'un choc cardiovasculaire.
L'artériographie, réalisée en urgence, permet de préciser le siège de l'oblitération.

Traitement

Il est médico-chirurgical.

Médical

C'est l'héparinothérapie par voie intraveineuse à dose efficace.

Chirurgical

On pratique une embolectomie à la sonde à ballonnet de Fogarty ou par aspiration. Une sonde dont l'extrémité est munie d'un ballonnet est introduite par cathétérisme artériel antérograde. Lorsque l'extrémité de la sonde est passée au-delà de l'oblitération, le ballonnet est gonflé et la sonde retirée, ramenant le ou les caillots responsables.
Rarement, au cours des ischémies vues tardivement, il faut se résoudre à une amputation.

Thrombose veineuse des membres inférieurs

Définition et physiopathologie

Très fréquentes, les thromboses veineuses des membres inférieurs correspondent à la formation d'un caillot fibrinocruorique gênant la circulation de retour veineux.
Localement, le caillot s'accompagne d'une réaction inflammatoire responsable de la douleur et des signes généraux. En amont, il provoque une gêne à l'écoulement sanguin responsable d'une stase sanguine et d'un œdème tissulaire.

En aval, la circulation de retour est diminuée, ce qui favorise l'extension de la thrombose.

Facteurs prédisposants

Ce sont :
- l'alitement prolongé ;
- l'accouchement, la prise de contraceptifs oraux ;
- la chirurgie abdomino-pelvienne et la chirurgie orthopédique (la présence d'un plâtre rend le diagnostic particulièrement difficile) ;
- en médecine, de nombreuses situations favorisent les phlébites ; nous insisterons sur les facteurs favorisants que sont l'âge, l'insuffisance cardiaque, les polyglobulies, les cancers profonds ;
- certaines anomalies héréditaires de l'hémostase peuvent favoriser la formation de thromboses veineuses.

Signes cliniques

Les signes généraux donnent souvent l'alarme : fièvre modérée à 38-38,5 °C, tachycardie.
Localement, le patient se plaint d'une sensation de lourdeur du membre, puis apparaît une douleur profonde, spontanée et provoquée par la palpation. Le segment de membre atteint est augmenté de volume et chaud.

Examens complémentaires

Le **Doppler veineux** donne des renseignements sur le flux sanguin veineux des gros troncs veineux, tibiaux, poplités et fémoraux.
Dans certains cas, lorsque la phlébite est étendue à la veine fémorale et iliaque, une **cavographie** est nécessaire pour s'assurer de la liberté de la veine cave inférieure. Un thrombus flottant dans la veine cave inférieure est un risque majeur d'embolie pulmonaire.

Complications

L'embolie pulmonaire est la complication majeure pouvant mettre en jeu le pronostic vital.

Les séquelles des phlébites surviennent plus tardivement :

- douleurs et œdème, surtout après une station debout prolongée ;
- troubles trophiques : dermite ocre, varices, ulcères variqueux handicapants par leur gêne fonctionnelle, esthétique, et leur aggravation progressive.

Traitement

Le traitement curatif est urgent. Il repose sur l'héparine qui est l'anticoagulant de choix car son action est immédiate chez un patient en décubitus strict au moment de l'instauration du traitement. L'anticoagulation peut être réalisée par héparine en intraveineux, héparinate de calcium ou héparine de bas poids moléculaire à doses curatives.

La dose d'héparine est variable d'un sujet à l'autre et doit être impérativement adaptée en fonction des tests sanguins de la coagulation : temps de céphaline activée (TCA), héparinémie. Il faut obtenir une hypocoagulabilité efficace.

Selon les habitudes, les antivitamines K peuvent être commencés dans les tout premiers jours ou après une héparinothérapie maintenue une dizaine de jours, jusqu'à ce que les signes locaux aient disparu. Le traitement aux antivitamines K repose sur la mesure de l'INR *(International Normalized Ratio)*, qui doit être maintenu entre 2 et 3. La prescription des antivitamines K est actuellement systématique, au moins pendant 3 mois.

Certains cas sont particuliers : certaines phlébites très étendues, oblitérant les gros troncs veineux proximaux (fémoraux, iliaques...), peuvent justifier un traitement fibrinolytique en milieu spécialisé, en l'absence de tout risque hémorragique.

Le traitement préventif est essentiel par :
- mobilisation active et kinésithérapie au lit ;
- traitement anticoagulant préventif (en ne modifiant pas la coagulation globale par héparine de bas poids moléculaire) des malades à risque ;
- lever précoce ;
- bas de contention.

Le traitement des séquelles est aussi préventif : kinésithérapie, contention élastique des membres inférieurs. Le traitement curatif de ces séquelles est long et difficile, faisant appel aux médicaments phlébotoniques, à la contention élastique, voire au stripping de varices.

Embolie pulmonaire

16

DÉFINITION

C'est la migration d'un caillot fibrinocruorique d'une thrombose veineuse profonde dans la circulation artérielle pulmonaire. L'embolie pulmonaire est une complication redoutable des phlébites des membres.

PHYSIOPATHOLOGIE

Lorsqu'un caillot fibrinocruorique va obstruer le tronc, les grosses branches ou les branches périphériques de l'artère pulmonaire, il en résulte :

- en amont de l'obstruction, une hypertension artérielle pulmonaire brutale avec dilatation des cavités cardiaques droites et insuffisance ventriculaire droite ;
- en aval, l'obstruction artérielle pulmonaire entraîne une chute du retour veineux pulmonaire, une chute de la pression artérielle.

Au maximum, lors des embolies massives, peut survenir un choc cardiogénique. Après quelques jours, le territoire pulmonaire commandé par l'artère pulmonaire obstruée s'infarcit. Cette nécrose est responsable d'un syndrome inflammatoire (fièvre...), d'une hémoptysie fréquente et s'accompagne volontiers d'un épanchement pleural.

Traitement de la forme commune (sans défaillance hémodynamique)

Il associe :

- l'**oxygénothérapie** par voie nasale, 5-6 L/min, après mesure des gaz du sang artériel ;
- le **traitement de la douleur** : on utilise volontiers le chlorhydrate de morphine sous-cutané ;
- le **traitement anticoagulant** par l'héparine intraveineuse en perfusion continue par seringue électrique, ou toutes les deux heures dans la tubulure d'une perfusion, est la thérapeutique de base ; on débute habituellement à la dose de 20 UI/kg/h, soit en moyenne 30 000 UI/24 h, adaptée en fonction des tests de coagulabilité, temps de Howell, temps de céphaline-kaolin (TCK), héparinémie, afin d'obtenir une hypocoagulabilité efficace, entre deux et trois fois le témoin de TCK, par exemple ; la tendance est à la mise en route précoce des antivitamines K, dès le deuxième ou troisième jour.

Dans les formes non compliquées sans défaillance hémodynamique, une HBPM (la tinzaparine) ou le fondaparinux (Arixtra®) peuvent représenter une alternative à l'héparine non fractionnée.

Traitement des embolies pulmonaires graves

Traitement fibrinolytique

Il est administré par voie veineuse périphérique. Les résultats sont encourageants, mais les contre-indications au traitement et la surveillance sont strictes.

Il existe des **contre-indications** :

- toute maladie hémorragique (ulcère gastroduodénal, intervention chirurgicale de moins de 10 jours, accident vasculaire cérébral...) ;
- hypertension artérielle non contrôlée par le traitement antihypertenseur ;
- grossesse.

La **surveillance** doit être rigoureuse :

- au niveau des points de ponction vasculaire ; toute ponction artérielle est à proscrire en cours de traitement ;
- biologique par les tests de coagulation et le dosage du fibrinogène.

La survenue d'un syndrome hémorragique sous traitement fibrinolytique nécessite l'arrêt du traitement et l'administration d'inhibiteurs de la plasmine comme l'acide aminocaproïque.

Traitement chirurgical

L'embolectomie sous circulation extracorporelle est une désobstruction de l'artère pulmonaire. Elle est indiquée dans les embolies massives lorsque le traitement fibrinolytique est contre-indiqué.

On peut pratiquer l'interruption de la veine cave inférieure par mise en place d'un filtre parapluie par voie veineuse jugulaire, ou par mise en place d'un clip sur la veine cave par laparotomie. Cette intervention est indiquée lorsque la phlébocavographie met en évidence un thrombus dans la veine cave inférieure et qu'il y a récidive embolique malgré l'anticoagulation ou qu'il existe une contre-indication au traitement anticoagulant. Elle permet d'éviter une récidive d'embolie.

Le traitement préventif consiste à éviter la formation des thromboses veineuses des membres et à les traiter sans retard par l'héparine intraveineuse.

17 Principaux médicaments utilisés en cardiologie

Digitaliques

Leurs effets sont :

• une stimulation de la force de contraction du myocarde ; cet effet est celui recherché au cours du traitement de l'insuffisance cardiaque ;

• un ralentissement de la conduction intracardiaque ; cet effet est celui recherché au cours du traitement des arythmies et tachycardies auriculaires.

Les digitaliques sont classés en fonction de leur durée d'action. La digoxine a une action courte, quelques heures ; c'est la plus utilisée (Digoxine Nativelle®, comprimés, soluté buvable, soluté injectable en intraveineux) ;

Les digitaliques ont des effets toxiques. L'intoxication digitalique est grave, associant :

• des troubles extracardiaques : douleurs abdominales, nausées, vomissements ;

• des troubles du rythme cardiaque : extrasystoles ventriculaires ;

• des troubles de la conduction : bloc auriculo-ventriculaire.

La gravité de l'intoxication digitalique souligne l'importance de la surveillance clinique et électrocardiographique et du dosage du médicament chez les patients traités par digitaliques.

Diurétiques

Dans l'insuffisance cardiaque, en association au régime contrôlé sans sel, ils permettent de lutter contre la rétention d'eau et de sel qui surcharge le travail cardiaque. Ils sont nombreux : certains ont un effet natriurétique modéré et ne sont pas utilisés au long cours, les thiazidiques par exemple. Les diurétiques de l'anse ont des effets natriurétiques puissants, utiles dans les insuffisances cardiaques sévères. Par exemple, le furosémide (Lasilix®) et le bumétanide (Burinex®).

L'inconvénient de ces diurétiques est une fuite potassique pouvant entraîner une hypokaliémie. La surveillance de la kaliémie et éventuellement l'adjonction d'un sel de potassium (Kaléorid LP®, Diffu-K®) sont parfois nécessaires.

Certains diurétiques épargnent la fuite potassique :

- les antagonistes de l'aldostérone (hormone responsable de la rétention sodée), spironolactone par exemple (Aldactone®) ;
- l'amiloride, le triamtérène.

La surveillance des traitements diurétiques fait appel à l'examen clinique (courbe de poids, œdèmes, dyspnée, pression artérielle) et à des paramètres biologiques, kaliémie surtout, urée, créatininémie, natrémie.

Bêtabloquants

Ils diminuent le travail cardiaque, en diminuant la force de contraction, la fréquence et donc le débit cardiaque. Cette diminution du travail est responsable de la diminution de la consommation d'oxygène du myocarde.

Les indications des bêtabloquants sont :

- l'insuffisance coronarienne pour leur effet bénéfique sur la consommation en oxygène du myocarde ;

- l'insuffisance cardiaque (carvédilol, métoprolol, bisoprolol) ; ils sont débutés à très faible dose ;
- l'hypertension artérielle.

Ils sont contre-indiqués dans l'asthme pour la plupart des produits et dans l'insuffisance cardiaque non compensée, dans les troubles de la conduction auriculo-ventriculaire.

On distingue les bêtabloquants selon :

- leur cardiosélectivité : par exemple, le métoprolol (Lopressor®, Seloken®) ou l'aténolol (Ténormine®) sont des bêtabloquants sélectifs des récepteurs bêta-1 myocardiques, tandis que le propranolol (Avlocardyl®) ou le sotalol (Sotalex®) ne le sont pas ; cette cardiosélectivité diminue le risque d'effets secondaires extracardiaques (crise d'asthme par exemple) ;
- leur effet sympathomimétique intrinsèque : par exemple, l'acébutolol (Sectral®) est un bêtabloquant avec une activité sympathomimétique intrinsèque modérée, contrairement au propranolol (Avlocardyl®) ; cet effet intrinsèque empêche une diminution excessive de la fréquence cardiaque.

Au cours d'un traitement bêtabloquant (sans activité sympathomimétique intrinsèque), on considère généralement que la fréquence cardiaque doit être ralentie aux environs de 60/min.

DÉRIVÉS NITRÉS

Ce sont des médicaments fréquemment utilisés dans l'insuffisance coronarienne et l'insuffisance cardiaque. Leurs effets sont :

- une vasodilatation portant surtout sur les secteurs veineux ; il en résulte une baisse du retour veineux, une diminution du débit cardiaque, du travail cardiaque et de la consommation en oxygène du myocarde ;

• cet effet vasodilatateur s'accompagne d'une tachycardie réflexe ; il est possible que les dérivés nitrés aient une action de redistribution du courant sanguin vers les zones ischémiées au cours de l'insuffisance coronarienne.

Quel qu'en soit le mécanisme exact, les dérivés nitrés sont indiqués :

• dans l'insuffisance coronarienne :

– traitement de la crise d'angine de poitrine par la trinitrine sublinguale ;

– traitement de fond de la maladie par des dérivés nitrés d'action prolongée ;

– traitement de l'infarctus du myocarde par la trinitrine intraveineuse ;

• dans l'insuffisance cardiaque gauche : les dérivés nitrés ont une action bénéfique par le biais de la diminution du retour veineux, la diminution des signes congestifs en amont du ventricule défaillant.

La molsidomine (Corvasal®) est un antiangineux qui n'appartient pas à la classe des dérivés nitrés, mais dont le mode d'action est assez proche (classe des sydnonimines). Il permet aussi une diminution de la consommation en oxygène du myocarde et favorise la circulation artérielle coronaire des couches myocardiques profondes.

Inhibiteurs calciques

De type dihydropyridine notamment : nifédipine (Adalate®), diltiazem (Tildiem®), vérapamil (Isoptine®), ce sont des médicaments qui diminuent la consommation en oxygène du myocarde.

Il existe de nombreux inhibiteurs calciques. Certains sont utilisés comme antiangineux ou comme antiarythmiques.

ANTIHYPERTENSEURS AUTRES QUE LES BÊTABLOQUANTS ET LES DIURÉTIQUES

Les antihypertenseurs centraux, clonidine (Catapressan®) et méthyldopa (Aldomet®), sont moins utilisés. Ils agissent sur les centres régulateurs de la pression artérielle situés dans le bulbe.
Les vasodilatateurs artériels agissent sur le muscle vasculaire en le relaxant. Cette vasodilatation est responsable de l'effet antihypertenseur.
Chacun de ces médicaments a des effets secondaires qui lui sont propres, mais presque tous ont en commun, et particulièrement les vadodilatateurs, la possibilité d'hypotension orthostatique, qui peut être non seulement gênante mais grave pour le patient, se manifestant par une sensation de lipothymie avec éventuellement chute lors du passage de la position couchée à la position debout.
Les inhibiteurs de l'enzyme de conversion (IEC) sont utilisés autant dans le traitement de l'hypertension artérielle que dans celui de l'insuffisance cardiaque et notamment après un infarctus.
Les bloqueurs de l'angiotensine II ont une excellente tolérance.

ANTIARYTHMIQUES

Ils sont nombreux ; leur site d'action sur les centres d'automatisme et les voies de conduction intracardiaques est variable d'une famille à l'autre. Le choix d'un antiarythmique est fonction des mécanismes physiopathologiques des troubles du rythme et des mécanismes d'action de l'antiarythmique. Le lieu d'action et les indications sont résumés dans le **TABLEAU 1**.

Tableau 1 Principaux anti-arythmiques (sauf bêtabloquants) – indications et lieu d'action

Dénomination	Étage auriculaire	Étage ventriculaire
Quinidiniques : • quinidine • hydroquinidine	 + +	 + +
Disopyramide (Rythmodan®)	–	+
Amiodarone (Cordarone®)	+	+
Inhibiteurs calciques : vérapamil (Isoptine®)		–
Digitaliques	+	±
Lidocaïne et apparentés : • chlorhydrate (chlorhydrate de lidocaïne Bruneau®, Xylocaïne®) • mexilétine (Mexitil®)	–	+
Flécaïnide (Flécaïne®)	+	+
Propafénone (Rythmol®)	+	+

Il s'agit de médicaments difficiles à manier, demandant une surveillance attentive. Ils s'opposent à la survenue de troubles du rythme, mais peuvent eux-mêmes en provoquer. Leurs indications doivent être posées en milieu spécialisé.

Anticoagulants

Ce sont des médicaments qui, en inhibant l'hémostase physiologique, préviennent la formation et l'extension des thromboses vasculaires. Parmi ces anticoagulants, seuls les thrombolytiques ont une action à visée curative.

Héparine

C'est un anticoagulant exclusivement administré par voie intraveineuse. Son effet sur la coagulation est immédiat et l'importance de l'effet anticoagulant est fonction de la dose.

Il existe des variations d'un sujet à l'autre pour une même dose d'héparine.

Les doses habituelles sont de 20 UI/kg/h, soit en moyenne 30 000 UI/24 h. Pour la surveillance des traitements à l'héparine, on utilise un certain nombre de tests de coagulation sanguine : temps de Howell, temps de céphaline activée (TCA), héparinémie.

Les indications sont la prévention et le traitement des thromboses veineuses artérielles et intracardiaques.

Les effets indésirables sont :

- l'allergie à l'héparine et les thrombopénies à l'héparine ; dans ce cas, l'utilisation d'héparine de bas poids moléculaire (HBPM) est intéressante ;
- les accidents hémorragiques, qui soulignent l'importance d'une surveillance rigoureuse, clinique et biologique des malades traités ; le traitement de ces accidents hémorragiques repose sur la diminution ou l'arrêt du traitement ; en cas d'hémorragie profonde, l'héparine circulante peut être neutralisée par la protamine injectée à la même dose que l'héparine ; en fait, le meilleur traitement des accidents hémorragiques est préventif par le dépistage et la prévention des causes locales de saignement.

Il faut souligner l'intérêt actuel des héparines de bas poids moléculaire, qui sont utilisées en traitement prophylactique et en traitement curatif (à doses supérieures). Celui-ci demande une adaptation en fonction de la surveillance biologique de l'activité anti-Xa déterminée 3 à 4 heures après l'injection en sous-cutané (l'activité anti-Xa doit être comprise entre 0,5 et 1 UI anti-Xa/mL). La surveillance des plaquettes est impérative, comme avec la Calciparine SC® (héparinate de calcium).

La fréquence d'injection est de une à deux injections par jour. Parmi les produits de spécialité, citons : Fraxiparine® (nadroparine calcique), Fragmine® (daltéparine sodique),

Lovenox® (enoxaparine sodique), Innohep® (tinzaparine sodique), Clivarine® (réviparine sodique).

Le fondaparinux (Arixtra®) est un inhibiteur sélectif du facteur Xa utilisé dans la prévention et le traitement de thromboses veineuses. La fréquence des injections sous-cutanées est de une par jour. Ce médicament a l'avantage de ne pas nécessiter de surveillance biologique et de ne pas exposer au risque de thrombopénie. Il nécessite une surveillance clinique rigoureuse en raison du risque hémorragique.

Héparinate de calcium

Sa voie d'injection est sous-cutanée, dans la paroi abdominale (Calciparine®). Les injections se font deux ou trois fois par jour. Les examens biologiques de surveillance sont identiques à ceux utilisés pour l'héparine, sans oublier la surveillance du taux de plaquettes (thrombopénie à l'héparine).

Antivitamines K

Ce sont des anticoagulants oraux (dérivés de l'indanedione, Préviscan®, ou coumariniques, par exemple : Sintrom®). Leur effet sur la coagulation n'est pas immédiat, et l'apparition d'un effet anticoagulant se fait en plusieurs jours. L'effet anticoagulant est fonction de la dose, et il existe des variations d'un sujet à l'autre pour une même dose d'antivitamines K. La surveillance des traitements antivitamines K se fait sur un test biologique, le temps de Quick ou, plus habituellement en France, le taux de prothrombine qui doit être compris entre 20 % et 30 % pour une action anticoagulante efficace et non dangereuse. Il s'exprime désormais sous forme d'INR *(International Normalized Ratio)*. Les effets indésirables sont la survenue d'accidents hémorragiques (cause locale de saignement ou surdosage).

Médicaments antiagrégants plaquettaires

Ils inhibent la formation des agrégats plaquettaires. Ce sont l'aspirine, à la dose de 250 à 300 mg/j environ, et le clopidogrel (Plavix®).

Thrombolytiques

Ils sont le traitement véritablement curatif de la thrombose veineuse ou artérielle. Ils activent la destruction physiologique du caillot. On utilise la streptokinase, l'urokinase ou les inhibiteurs du plasminogène par voie intraveineuse dans le traitement des thromboses veineuses ou artérielles en association avec l'héparine afin de prévenir la reconstitution d'une thrombose.

Surveillance clinique et biologique

Elle doit être rigoureuse. Les accidents hémorragiques nécessitent l'arrêt immédiat du traitement, voire, dans les hémorragies graves non contrôlables par la compression manuelle, l'injection intraveineuse d'acide aminocaproïque (4 g).

Entraînement électrosystolique

Entraînement électrosystolique temporaire

Technique

Par cathétérisme veineux, habituellement fémoral, une sonde d'entraînement est poussée jusqu'à la pointe du ventricule droit, sous contrôle de l'amplificateur de brillance avec une grande asepsie.

Surveillance

Habituellement, un traitement anticoagulant par héparine à dose efficace est mis en route, nécessitant la surveillance des tests habituels (TCA, héparinémie) et du point de ponction veineuse. Un cliché thoracique est pris chaque jour afin de contrôler la bonne position de la sonde. Le monitoring est indispensable : tout ralentissement de la fréquence cardiaque, tout spike n'entraînant pas de complexe QRS sont les témoins d'un fonctionnement défectueux du boîtier ou d'un déplacement de la sonde. La surveillance du risque infectieux par prise de la température, trois fois par jour, est impérative, afin de réaliser des hémocultures et de retirer la sonde devant toute fièvre ou tout frisson inexpliqués.

Indications

Ce sont :

- les *troubles de la conduction auriculo-ventriculaire* ayant entraîné une ou plusieurs syncopes ou mal tolérés sur le plan hémodynamique, en attente de la mise en place d'un pacemaker définitif ; électroentraînement temporaire de troubles du rythme au décours d'un infarctus ;
- les *torsades de pointe* ;
- les *intoxications* digitaliques, quinidiniques et aux bêtabloquants ;
- les *pannes de pacemaker définitif*.

Entraînement électrosystolique permanent

Le principe est identique, le boîtier est mis en place dans la loge sous-claviculaire droite le plus souvent. La pile est de longue durée, 7 à 10 ans en moyenne.

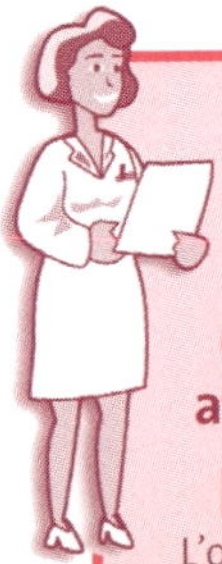

Soins infirmiers

Soins à apporter aux personnes atteintes de pathologie cardiaque

Objectifs généraux

L'objectif est différent selon la situation envisagée : urgence type infarctus, œdème aigu du poumon, embolie pulmonaire ou contexte d'une maladie chronique comme l'hypertension artérielle... Dans le cadre d'une hospitalisation et exception faite du contexte de l'urgence, on peut scinder l'objectif de l'acte infirmier en plusieurs parties :

Accueil du patient et de sa famille

- Accueillir chaleureusement et techniquement le patient en vue d'établir un climat de confiance.
- Installer confortablement le patient.
- Informer celui-ci et sa famille pour lever les incertitudes sur son état de santé.
- Réaliser un entretien pour recueillir les données indispensables et ses besoins immédiats.

Aide à l'élaboration du diagnostic médical

- Inciter le patient à coopérer.
- Constituer un dossier de soins.
- Réaliser les examens prescrits en respectant le protocole utilisé dans l'établissement (pour obtenir des résultats fiables).
- Transcrire les données sur le dossier de soins ou le dossier médical.
- Transmettre oralement ou par écrit toute information significative à l'équipe médicale.

Application et surveillance du traitement et collaboration à la réinsertion sociale

À court terme

- Identifier les besoins physiques, psychologiques, spirituels, environnementaux.
- Analyser les données pour détecter les besoins prioritaires du patient.
- Appliquer les prescriptions.
- Transcrire les prescriptions sur le dossier de soins.
- Évaluer l'efficacité de l'intervention.

À moyen terme

- Assurer la continuité du traitement :

– observation rigoureuse du patient ;

– surveillance efficace du traitement ;
– contrôle de l'observance.
• Identifier :
– les capacités du patient à participer à son traitement ;
– ses besoins de soutien psychologique et matériel ;
– l'éducation thérapeutique adaptée au patient ;
– les facteurs de risque cardiovasculaire (alimentation, activité physique, facteurs de stress, tabagisme...) ou autre (alcoolisme).
• Évaluer la possibilité d'engager ou de suivre un traitement de prévention cardiovasculaire primaire ou secondaire.
• Évaluer les possibilités de soutien par la famille et/ou les proches.
• Avec l'aide du patient :
– analyser les éléments à prendre en compte pour favoriser une réhabilitation et une qualité de vie ;
– choisir les moyens les plus adaptés et les mettre en œuvre ;
– évaluer régulièrement la compréhension des informations données et réajuster si besoin ;
• en cas de départ en centre de réadaptation, établir une fiche de transmission et s'assurer de la continuité des soins.

Objectifs spécifiques

Ils concernent :

→ La dyspnée

• Mettre en place une oxygénothérapie par sonde nasale et une kinésithérapie.
• En cas de respiration difficile, apprendre au malade :
– à maîtriser les mouvements respiratoires, leur fréquence, leur amplitude ;
– à tousser.
• Faire diminuer les facteurs qui augmentent les besoins de l'organisme en oxygène (hyperthermie, stress...).
• Essayer de faire diminuer l'anxiété du patient.
• Évaluer l'efficacité des interventions.

La douleur

• Évaluer, noter :
– le degré de douleur ;
– le type ;
– les caractéristiques.
• Transmettre rapidement l'information d'un patient qui souffre au médecin responsable.
• Soulager celui-ci le plus rapidement possible par les thérapeutiques médicamenteuses prescrites.
• Le rassurer en l'informant et en le soutenant moralement.
• Mettre en route une prise en charge psychologique.
• Éliminer les sources potentielles de douleur et de gêne, visites, bruits, inconfort dans le lit...
• Évaluer l'efficacité des interventions par l'observation, le dialogue, l'échelle de la douleur.

L'anxiété

• Dédramatiser la maladie cardiaque en informant le patient et son entourage.
• Lui expliquer tous les examens pratiqués.
• Le faire participer.
• Évaluer l'atteinte des objectifs par l'observation des signes :
– respiration ;
– pouls ;
– excitation ou prostration ;
– sudation ;
– insomnies...

Les œdèmes

• Observer et évaluer l'importance de l'œdème (par exemple en mesurant le périmètre du membre inférieur sur des repères fixes).
• Établir une courbe :
- de poids ;
- de diurèse.

• Éduquer le patient à respecter les prescriptions médicales (régime contrôlé en sel, diurétiques...).
• Évaluer l'efficacité du traitement :
– régression des œdèmes ;
– diminution du poids ;
– augmentation de la diurèse...

La pression artérielle

• Obtenir des résultats fiables :
– vérifier le bon fonctionnement de l'appareil ;
– installer correctement le patient ;
– tenir compte du temps de repos et de l'environnement.
• Transcrire les résultats.
• Comparer les données.
• Faire part à l'équipe médicale de toute modification.

La fréquence cardiaque

• Obtenir des résultats fiables :
– installer correctement le patient ;
– tenir compte du temps de repos ;
– diminuer le stress.
• Transcrire les données sur une courbe.
• Évaluer les données.
• Faire part de toute modification significative à l'équipe médicale :
– fréquence supérieure à 100/min ;
– fréquence inférieure à 50/min ;
– rythme irrégulier.

La diurèse

• Expliquer au patient pourquoi et comment garder les urines.
• Effectuer une courbe des 24 heures.
• Observer quotidiennement :
– l'aspect ;
– l'odeur ;
– la couleur.
• Transcrire les données.

• Comparer les résultats.
• Évaluer l'efficacité du traitement : diurétique, hypotenseur, régime contrôlé en sel...
• Faire part à l'équipe médicale de toute modification ou anomalie : hématurie, pyurie...

L'électrocardiogramme

• Obtenir un tracé interprétable :
– vérifier l'appareil ;
– installer correctement le patient ;
– expliquer au patient ;
– mettre en place correctement les électrodes ;
– connaître un tracé normal pour déceler toute anomalie.
• Transmettre le tracé à l'équipe médicale.
• Noter sur le dossier de soins que l'examen a été réalisé.

Le cathétérisme

• Expliquer l'examen au patient, le rassurer, le préparer psychologiquement.
• Préparer localement le patient.
• Organiser le soin :
– préparer la salle d'examen ;
– vérifier que le médecin dispose de tous les renseignements nécessaires à l'investigation : examens, relevé d'état du patient...
• Faciliter le déroulement de l'examen.
• Déceler toute modification clinique :
– pâleur ;
– sueurs ;
– malaise ;
– hématome...
• Prévenir les risques d'incidents et d'accidents :
– comprimer suffisamment le point de ponction ;
– surveiller le pansement ;
– surveiller :
- la pression artérielle, pour détecter un choc ou une hémorragie ;

- le pouls et la température, pour détecter une atteinte infectieuse ;
- la perception ou non des pouls distaux, pour détecter une thrombose ;
- l'électrocardiogramme, pour détecter des troubles du rythme ;
– faire respecter le temps de repos exigé après l'examen ;
– noter l'examen sur le dossier de soins ;

Les prélèvements sanguins

• Connaître les plus fréquents :
– numération formule sanguine et plaquettes ;
– bilan de coagulation ;
– gaz du sang artériel ;
– bilan lipidique ;
– ionogramme sanguin ;
– enzymes cardiaques.

• Expliquer au patient la procédure de prélèvement : origine et action.

• Organiser et respecter les heures de prélèvements (particulièrement pour les anticoagulants) et les techniques.

• Noter sur le dossier de soins la date de l'examen et les résultats.

• Assurer le confort du patient :
– contrôler le point de ponction ;
– aider au repas si besoin ;
– en cas de décès d'un patient porteur d'un pace maker le médecin doit procéder à son ablation.

NOTES

NOTES

TABLE DES FIGURES

LISTE DES TABLEAUX

LISTE DES SOINS INFIRMIERS

INDEX

Mise en page : Le vent se lève...
Achevé d'imprimer en février 2008
sur les presses de l'imprimerie L.E.G.O. S.p.A. - Lavis TN
Dépôt légal : février 2008
Imprimé en Italie